あなたの家族が心の病になったとき

まわりの人はどう接したらよいのか？

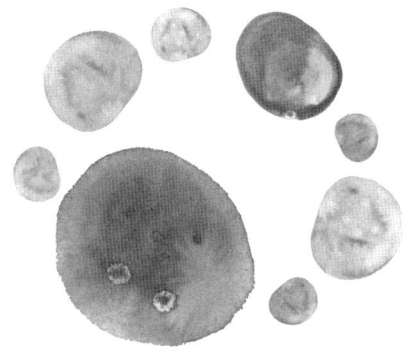

日下部記念病院院長　精神科医
久保田　正春
Masaharu Kubota

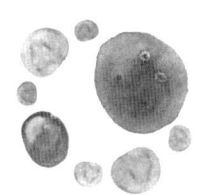

法研

はじめに

みなさんの家庭生活は、「しあわせ」という言葉で表現できますか。

自分で経営している会社の問題、職場での人間関係、子どもの学校問題、PTAや近所のおつきあいなど、さまざまなことがみなさんの家庭を包んでいます。そのような環境のなかで、ともすると家庭内を平和に穏やかに保つことが困難になってしまうことがあります。それでも家族みんなで困難に立ち向かっていける家庭は幸せだと言えるでしょう。

家庭生活を脅かす困難な事態の一つとして、家族のなかの誰かが心（精神）の病気にかかるということがあります。心の病気＝精神疾患は、病気自体が社会的に十分に認知されておらず、また、教育もあまりなされていないことから、現実に病気がおこった場合、家族はそれが病気であるのか否かが理解できずに、病院に受診させるよりも、まず本人の言うことを信じて、さまざまな行動をおこすことが多いようです。

たとえば「俺の血液型はおかしい」「ほんとの親子ではないと思う」などと言われると、家族みんなで血液型を調べてみたりします。「○○にひどい目にあわされた」と言われると、相手方へ怒鳴り込んで当惑させたりすることもあります。「何かに取りつかれている」と言われれば、お祓《はら》いを頼んでみたりもします。さらには家族の信念に基づいてでしょうが、お香を焚いたり、念仏を唱えたりします。

このようなことを繰り返すなかで、やっと本人の精神的な混乱や気分の変化などに気がついて、精神科を訪ねることになります。

精神科を訪ねると、精神科医は心の病気であるかどうか、もしそうならばどの診断（病名）に該当するか、治療方法はどうすればよいかなどを検討します。心の病気にはさまざまな種類がありますが、それぞれの病気に対して、薬物療法や精神療法など、ある程度の治療の枠が決まっており、精神科医が診断に応じて治療を行っていきます。

しかし、家族の対処の仕方はさまざまです。患者さんを腫れ物に触るように扱っていたり、抱え込むようにすべてのことの面倒をみていたり、逆に突き放して離れにひとりで住まわせていたりします。個々にこれらをやることもあり、家族がバラバラになってしまいます。

心の病気があらわれたとき、周りにいる家族はどのように対処すればよいのでしょうか。それを考えるうえでまず大切なのは、心の病気とは何かを知るということです。実はこれがわからないがために、みんな困惑していきます。かかっている心の病気の特性を理解することは非常に重要なことです。症状の特徴、一般的な経過、将来の予想など……。これらがわかってくると、まず家族が落ち着いて対処できるようになります。

体の病気もそうですが、心の病気も家族みんなが治療に協力することで、その経過も大きく変わります。心の病気ならではの問題も多く、家族の心理的な特徴が病気に関係することもあります。家族みんなが癒されることを必要としている場合もあるのです。

この本では、これらのことを家族のみなさんが理解しやすいように、平易に、しかし内容的には精神科を目指している研修医や、精神科の専門看護師たちが身につけるべき知識のレベルまで説明してあります。そして、それぞれの患者さんへの対処を考えていきます。基本的な知識があれば、実はそれぞれの患者さんへの対処は、それほど特殊なものではありません。そのことが本書を読んでいるなかで、ご理解いただけると思います。

この本を執筆するにあたり、お世話になった法研の齋藤瑞穂さん、横田昌弘さんお2人に深く感謝の意を表するとともに、この本が読者の方々のお役に立つことを切に願っています。

2009年9月　著者

目次　あなたの家族が心の病になったとき

第1章 統合失調症

◆第2章　うつ病

◆第４章　ボーダーライン（境界性パーソナリティ障害）

装丁：吉井里江子
装画：押金美和
本文DTP・図版：（株）アイク
編集協力：谷口千恵

序章

心の病気の患者さんを支えるために

患者さんを苦しめる3つの孤独

理解されない孤独

精神科病院の外来や病棟で患者さんたちと話していると、よくこんな言葉を聞くことがあります。「いちばんわかってほしい人がわかってくれない」「理解してほしい」。また、病気についての説明を患者さんにしていると、「同じことを家族にも伝えてほしい」。DVDで病気の学習をしていると、「これをぜひ家族にも見せてほしい」などと言われます。

これらの患者さんたちの家族は、決して無関心ではなく、暖かさと情熱を持って患者さんを支えていこうとしている家族ばかりです。それでもこのような言葉が多く聞かれます。

病気の当初は家族も戸惑います。自分の子どもが、親が、または配偶者が精神の病気であるはずがない。何かの間違いではないか、と思います。それゆえ、患者さんが妄想の内容を告げようとするときに、「そんなこと言うな」「聞きたくない」などの拒否的な発言をしてしまうことが多いようです。

落ち込んでいて仕事に行けなくなっても、精神的問題というより、「かぜでも引いたか」「疲れていないか」「失恋でもしたか」などと、病気以外の原因（？）究明に一生懸命です。

患者さんが病気を受け入れようと苦労しているときに「病気ではないんじゃない？」などと、患者さんの気持ちをかき乱します。ほかの人から見て客観的に見えないものでも、患者さんには「実際に」見えていたり、聞こえていたりします。客観的にはあり得ないことでも、そのときは患者さんにとっては事実なのです。それをわかってほしいと語り始めたとき、「そんなことはない」「それは気のせいだ」「そんなもの見えない」「聞こえない」などと否定したりすると、「理解されていない」という感覚とつながってしまいます。

患者さんにとっては幻覚も妄想も真実であり、それを周りの人がおかしいと言うことは、患者さんを否定していることになってしまうのです。幻覚や妄想でなくても、実際にはそれほど追い詰められていなくても、患者さんが「追い詰められ」「打開の方法がなく」「絶望的」だと言うときは、これは患者さんには事実なのです。

病気がある程度治っても、家族が自分のことをわかってくれないという思いは続きます。症状がおさまると輪をかけて、周りの人は具合の悪いときの話をしないようにし、そのころの話が出ると、さりげなくほかの話へそらしてしまうようです。具合の悪いときの症状を聞いていませんから、患者さん本人の「また、あの症状が出たらどうしよう」という不安、「誰もわかってくれない」という思いは、結局そのままにされてしまいます。

「自分だけ」という孤独

最近、精神療法を行っていますと、患者さんから「私と同じだ」「私だけじゃなかったんだ」という言葉が口にされるようになり、さらには、参加者同士で症状についてお互いに話しあったりするようになります。

この治療のなかで、症状にどう対処していくか、どう向きあっていくか、薬とのつきあい方などを、同じ症状を持つ患者さん同士が話しあいながら考えていきます。ここでは患者さんが、同じ苦しみを持つ仲間と話をしながら「自分ひとり」と思っていた孤独から抜け出していきます。そのような会話のなかで繰り返し語られるのが、「自分だけ」という孤独です。

取り残される孤独

さらに患者さんが口にするのが取り残される孤独です。病気になり、学校や仕事を休む人も多くいます。学校や職場での時間の経過は、実はその現場を離れてみると非常に早いものです。1年生が2年生にたった1年で変わっていきます。大学生が卒業して社会人になってしまいます。一緒に学んでいた友人たちが気がつくと、遠くの世界へ行ってしまっている。その消息を聞くだけで意気消沈し、不安感を高めてしまうことがあります。

また、病気の状態が悪いときに交わされた友人たちとの会話や喧嘩などは、不安の種として病気が回復してきても残ることがあります。混乱していたため、物事を客観的に捉えることができず、他人の言葉を悪い意味に取り、疑ってしまっていたのです。

確かに、幻覚や妄想、うつのときの死にたかったなどの症状について語る言葉に同意することは、実際に体験がない周囲の人にとってはできかねることでしょう。しかし、そのような感覚にさいなまれ、苦しんでいる患者さんの気持ちには共感し、同意することはできるはずです。

それには時間をかけて患者さんの言うことを聞くことです。苦痛に対して共感し、感じたことを言葉で返すとよいでしょう。そのよ

理解されない孤独

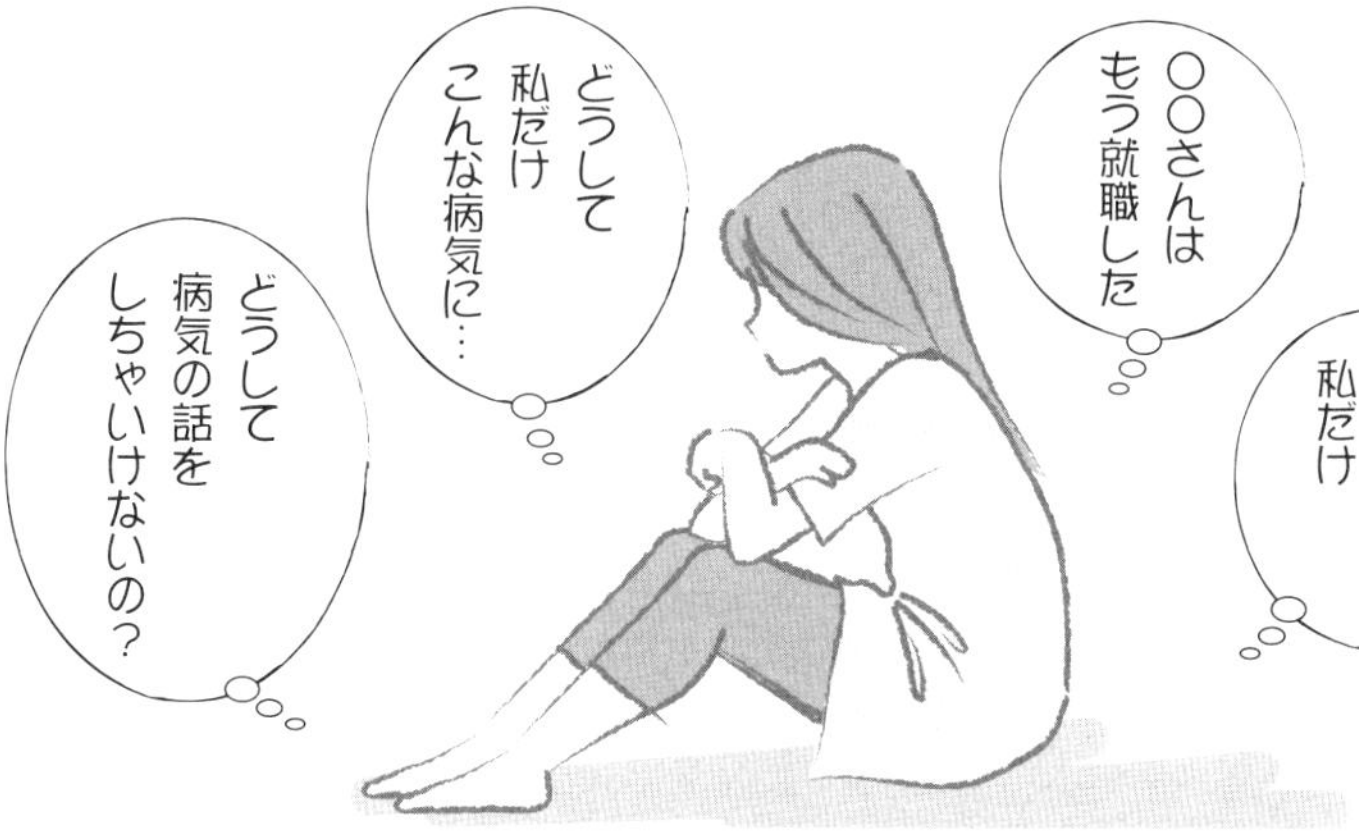
○○さんは
もう就職した
こんな症状は
私だけ
どうして
私だけ
こんな病気に…
どうして
病気の話を
しちゃいけないの？

患者さん本人の孤独感は、周囲の人たちが感じているより、深刻で辛いものです。
患者さんを病気を含めて理解し支えてあげることが大切です。

うなやり取りのなかで、患者さんとあなたが一緒に病気と闘っていく信頼ができあがっていきます。

まとめ

心の病気にかかった人たちは、「理解されない孤独」、「自分だけという孤独」、「取り残される孤独」の3つの孤独に苦しめられます。

病気の症状や生活能力などは医療のなかで緩和されるものが少なくありませんが、これらの孤独を満たすには、ご家族が大きな役割を果たします。

支える側が知っておきたい基本的なこと

精神病の概念とは

家族が何だかおかしいことを言う、つじつまがあわない、怒りっぽい、何だか沈んでいる、口をきかない……。そんなとき、精神の病気である可能性を考えたことがあるでしょうか。これらのことがあったとき、周囲の人は、通常は「何かつらいことがあったのだろう」「寝不足でボーッとしているのだろう」「何か気に触ることがあったのではないか」などと考えます。

これらの考え方を私たちは「心理的に了解しようとする」と表現します。失恋やご家族などに不幸があったときには、人は落ち込み、口もききたくなくなることがあります。人に冷たくされ、陥れられ、失望したときには、相手の悪口や不幸を願う言葉などを口にすることもあるでしょう。このように、おこったことが通常に理解されうる反応と考えられるとき、その状態は「了解できる」ものです。了解できる状態は、通常は精神の病気ではないと考えられています。

一方で、火星人が攻めてくる、月の友人からテレパシーが来たなどという言葉や、何のきっかけもないのに怒り出すような人を了解するのは困難です。その言葉と対応する事実が認められない――このようなときには了解できないと言えるでしょう。そして了解が困難なときに精神の病気と考えます。

要するに普通に考えて、普通におこりそうなことがおこっているときは病気ではなく、普通に考えて、おこりそうもないときは病気なのだと考えればよいでしょう。

このように説明すると、病気と病気でないことはとても簡単のような気がします。しかしながら、これらには移行があり、ちょっと話してみたらわかったような気もするが、でもよく考えるとわからないとか、その逆の場合もあります。病気とそうでない状態とを分けることは、とても難しいことなのです。

病気と考えるとき

最近はＤＳＭ―Ⅳというアメリカ精神医学会の診断基準が精神の臨床でよく用いられます。ここでは、先ほどの心の流れを考える「了解」という考え方よりも、社会性や生活能力を重視して病気を定義します。「社会的または職業的機能の低下」というもので、その病気のために仕事の効率が低下する、対人関係を持つにあたって相手を攻撃してしまう、妄想を持ってしまう、人づきあいを避けてしまうなどがあります。

学業であれば、成績が低下する、授業に集中できない、学校に行くことすらできないなどでしょう。これらの機能低下が病気になる前より大きく低下しているとき、病気と言われます。

この考え方でも、**図1**に示したように、それぞれの社会や集団の許容力、個人への要求の大きさにより差が生じることがわかるでしょう。現在の、すべての人が勤勉に働くことを要求される社会では病気と判断されても、農村部では自宅でゆったり生活し、農繁期のみ手伝いをするという生活であれば適応でき、病気とはいえない方もいます。

精神の病気を考える判断基準として、これ

■ 図1　精神科の障害の概念

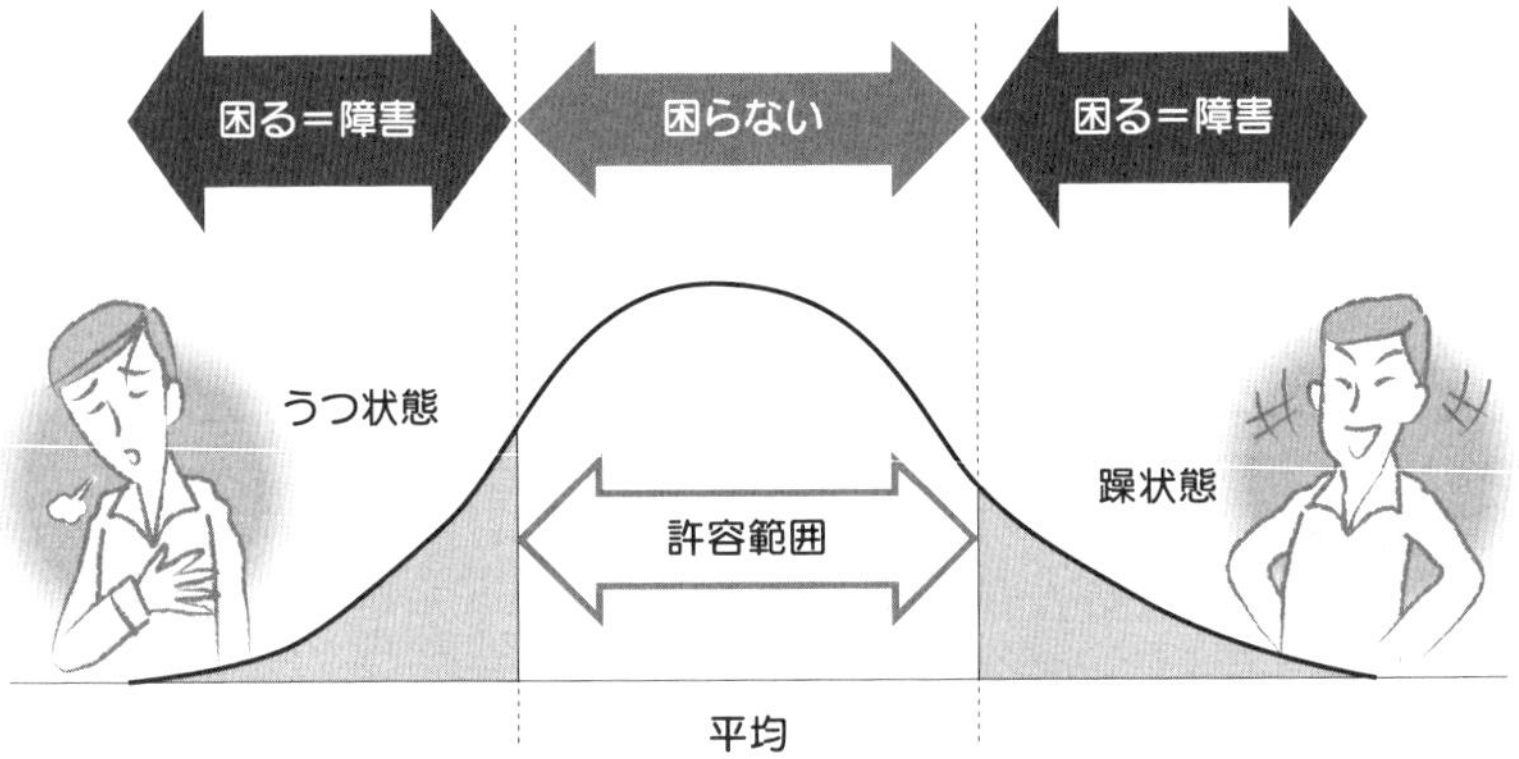

最近では精神の障害は、その所属する社会や自身が困るかどうかで、障害か障害でないかを検討する基準が用いられています。

まで述べてきたような「了解」と「社会的または職業的機能の低下」という2つの考え方があります。通常はこの両方を考えて、その人の言動を、その人の身になって考えてみても理解できない、つじつまがあわない、極端だ、などという判断とともに、その人の社会的、職業的な能力も障害されていると考えられるときに、病気と考えてよいでしょう。

精神の病気にはどんなものがあるか

精神の病気が判断されたとして、精神の病気にはどのようなものがあるか簡単に理解しましょう。ここまで読んできて、精神の病気の考え方とは何てまどろっこしいのだろうと考えた方もいるかもしれません。病気が何かわかっているなら、その原因や特徴的症状を究明して、診断基準をきちんと定めればよいのにと思われませんか。

たとえば、胃潰瘍《いかいよう》は、食中、食後の胃の痛み、胸やけなどが症状です、これは内視鏡で潰瘍を観察することで確定診断ができます。

精神の病気もそのようにすっきりと診断したいものです。ところが精神の病気はいまだに原因もわからず、その原因と結びついた特徴的症状も同定されていません。脳科学のあらゆる方法が用いられ、遺伝子解析なども盛んに検討されましたが、これといったものは見つかっていないのです。

現在の診断はどのようにされているかと言えば、症状の類似した症例を集め、それが一つの病気、または障害を形作っていると考えて診断しています。すなわち、気分の障害があらわれるものが「気分障害」であり、これは従来、躁うつ病、うつ病、躁病、気分変調症と言われてきたものが含まれます。

思考の障害、考える内容が奇妙であったり、考える筋道がつながらなかったりすると、これは「統合失調症」と言われます。

そのほかには、ストレスと関係した不安障害、摂食障害などがあります。身の回りでおこった出来事に心が対応しきれずに、病気としての症状が出るものです。この症状は、場合によっては気分の障害や思考の障害をきたすこともありますが、主として強い不安があり、このため、引きこもってしまったり、物事にこだわって、ほかのことが考えられなくなっていたり、食べ過ぎてしまったり、吐いてしまったり、食べなかったり、周囲の人との関係がうまくいかなくなったりすることが多いものです。

精神の病気が治っていく過程

精神の病気にも、その病気の治っていく過程があります。病気の詳細は各章で述べることとしますが、大きく分けると、急性期、移行期、回復期に分けられます。

急性期には、人により、病気により程度が異なってはきますが、それぞれの病気の症状が著しく、このために社会的、職業的能力の低下どころか、食事を摂る、排泄するなどの基本的な生活が困難になってしまうことがあります。

この時期には、主として薬物療法による治療が有効です。家庭での介護、治療が困難な場合には入院が必要になることもあります。

急性期の症状が一段落して、ある程度、生活能力が回復してくると移行期となります。

■ 図2　治療の流れと生活レベル

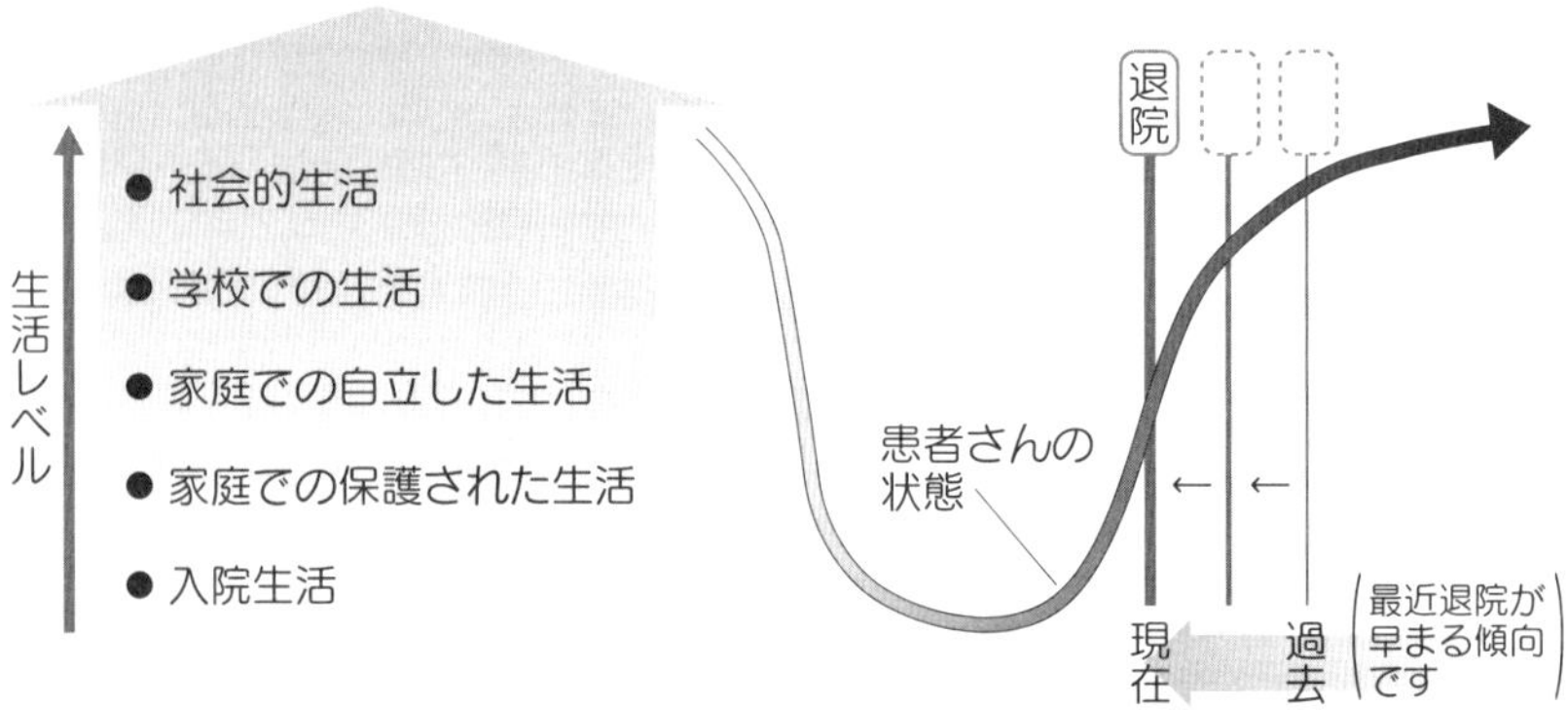

病院から退院しても、生活のレベルから考えると、やっと家庭で生活できるレベルであることが少なくありません。最近の、退院促進、入院期間の短縮などの政策により、ますます不十分な状態で退院を強いられます。これを補うために、退院後はデイケアなどの社会復帰施設を利用することが多くなっています。

周囲の環境に過敏で、休養がまだ必要な時期です。この時期に無理をすると、急性期に逆戻りをしてしまったりすることもあります。

移行期を過ぎて回復期になってくると、元いた環境への復帰、入院中であれば退院が目標となり、外来の方でしたら、職場への復帰、家事の再開などが課題となってきます。

回復期での諸問題

こう述べると、復帰は完全に回復してからでなくてはいけないのでは？という疑問がわいてくると思います。回復期ということで誤解を招いてしまうのかもしれませんが、この時期には、急性期の症状が十分おさまっている状態です。しかし、病院のなかでは十分に安定していても、退院すると環境が変化して、再び不安定になることもあります（**図2**）。

さらに、次の段階で社会に復帰するときも一つの山となります。患者さんが具合が悪くなるきっかけとなった場所や場面があったとしたら、その環境へ戻ることはそれだけでも不安定となります。

患者さんは精神的な病気ゆえに具合が悪く、治療を受け、休養のために職場を休んだり、家を離れたりしているわけですが、具合が悪くなっていく過程で、職場で仕事をする自信を失っていたりしています。また、それまで獲得した技能が休んでいたことで低下したり、集中力が続かなかったりします。

場合によっては症状のために、周囲の人との人間関係が悪化し、復帰が困難になっていることもあります。どこの職場も、人がひとり抜けると、その分の仕事が宙に浮いてしまうので、それなりの手当てもします。そうすると復帰する場所もなくなるか、違った待遇での復帰になることもあります。

社会的に安定した状態となったときに、初めて回復したと言える「精神の病気」の特性ゆえに、「完全に治ったら出社して来い」という言葉は、無理解の象徴と言えるのです。社会復帰の際の注意点などは、各病気の説明のなかで述べたいと思います

病気の原因とその治療法

精神の治療について考える前に、気分障害や統合失調症といった精神の病気とは何か、を考えておかなくてはなりません。

現在の考えを筆者なりにまとめて表現すると、「精神病とは、何らかの原因により、脳内の神経伝達物質の調節障害が生じ、その結果、精神的に不調を呈した状態である」と言ってよいと思います。

何らかの原因とは、何てあいまいなのだろうと感じられたかもしれません。先に述べたように精神の病気の原因は、精神薬理学、生物学的精神医学、神経化学、遺伝学などさまざまな方法で解明が試みられていますが、明らかな原因は同定されていません。ただ、原因は不明なのですが、どうやら共通の障害部位があって、それがおそらく症状と関係しているであろうことがわかっています。

この共通の障害部位が「神経伝達物質」という物質の調節障害です。それぞれの精神の病気に調節障害がある神経伝達物質が想定されており、その神経伝達物質を調整する薬が用いられます。このため精神の病気の治療では、第一の方法は薬物療法となります。

薬物療法以外の治療法

薬物療法が基本だと言っても、人間である患者さんは、薬を飲んで心が簡単に癒され、落ち着くものではありません。精神の病気から生じたさまざまな症状、苦しみ、そのことによる心の傷などを少しずつ癒していく必要があります。このようなときに用いられるのが支持的精神療法と言われる、患者さんを支えていく治療です。（次ページ、**図3**）

具体的には、外来や病棟で症状を聞きながら、その状態を確認し、薬物調節を行い、それに伴った気持ちを受け止め、回復を支えます。本来、十分な時間を取って行うことが望ましいのでしょうが、現在の医療制度のなかでは、ほんの数分しか時間の取れないことが多く、それでも精神科医は必死で有効な対応を試みるのです。

このほか、患者さんの考え方の変革を促していく認知行動療法という治療がアメリカを中心に開発され、現在の治療の主流になりつつあります。精神分析、催眠療法などは、一部を除いて行われません。ほかに、病気のことをよく知ってもらい、社会での生活訓練を実際に行っていく心理社会療法や、生活技能訓練も多くなっています。

誤解があまりに多いのがカウンセリングです。カウンセリングは主として相談に来た人の生活上の困難や、悩みを検討し、解決方法を探していくもので、精神科で精神の病気の患者さんに対して専門的に行われるものではありません。

精神の症状が生じていて、それを治療するための方法を考え、提案し、実行していくことは精神療法と言い、こちらは精神科の医師や臨床心理士が対応します。
また、特殊なものとして、精神保健福祉士がさまざまな制度の利用に関するカウンセリングを行ったりすることがあります。

図3　カウンセリングと精神療法の違い

■**カウンセリング**は、対象の方が抱いている問題を解決するために相談を行うものです。

例として、精神保健福祉士が行う、社会資源利用に伴うカウンセリング、法律カウンセリングなどです。

■**精神療法**は、精神的に病んだ人を支え、問題解決のために、ときには、その人の考え方や生き方にまで関わっていくものです。

主として医師と臨床心理士が協力して行います。

精神科の現場で混乱があるのは、このカウンセリングや精神療法です。いずれも、その人の持っている問題を整理し、解決していくためのものです。

まとめ

精神の病気の本体はわかっていません。しかしながら神経伝達物質の異常がその症状と関連していることが明らかになってきています。治療は薬物療法が基本です。そこに精神療法を加えていきます。

◆コラム

精神科の医局を覗いてみると

病院の医局を覗いたことがありますか。医師たちは、さぞ真面目に病気の検討をしたり、論文を読んだりしているだろうと期待されていませんか。当然、患者さんの相談や研究は行いますが、昼休みなどに訪れると、みんなボーッとしてテレビを見ていたり、寝ていたり、インターネットで遊んでいたり、何だか信じられないような光景にぶつかることがあります。初めて来られると、何をサボって、と思うかもしれません。

現在の精神科の医師が一日にどのくらいの患者さんとお話をしているかご存知でしょうか。精神病院などで診察する医師はおそらく20~40人程度、総合病院の精神科やクリニックなどでは一日100人以上の患者さんを診察することが多いようです。

一人ひとりの症状を見逃さないように診察をすることはなかなか大変なことです。感情をぶつけられたり、ご家族から苦情があったりして神経を使います。さらに診療報酬や、医師不足の影響で、多くの患者さんを診ることを強いられています。病院の医師はこれに加えて病棟の入院患者さんを診ています。

精神科医は、このように集中して診療を行うために、半日も外来を行うと話をするのがいやになるほど疲弊してしまいます。筆者も事務員さんたちも、医局でみんなが疲れて休んでいるときは、ソッと用だけすませて出てくるようにしています。みなさん、お疲れさまです。

心の病と医療、福祉

精神の病気を診る病院やクリニック

精神の病気を診る病院やクリニックには、どんなものがあるかご存知でしょうか。精神科、神経科、脳神経外科、心療内科、神経内科……。広告可能とされる診療科名だけで、これだけの脳に関係した診療科があります。

このなかで精神の病気を扱ってくれるのはどれかと考えますと、実は精神科と心療内科が一部対象となるだけです。精神科は言葉のとおり、精神疾患一般を対象とする科ですが、心療内科は主として心身症を対象にする診療科です。心身症というのは、精神的、心理的原因から身体的な不調が生じた病気です。具体的には、摂食障害、胃潰瘍、不安障害などが対象となります（31ページ、**図4**）。

現実には、心療内科という言葉の優しさから、精神疾患でも心療内科を受診する方も多く、軽症の方は診察を受けています。また、逆にその言葉の柔らかさから、精神科医が心療内科として開業するケースもあり、この場合には、実際は精神科クリニックですので、一通りの精神疾患が対象となります。

精神科の医師は、精神科病院などへ研修に出かけ、重症の患者さんを診察したり、ひと通りの精神疾患を経験していないと、精神保健福祉法上の指定医になれないようになっており、この面で他の科とはまったく違ったものです。

精神科医は患者さんの訴えから症状をまとめ、診断をつけていく訓練を繰り返し行っています。よく「自分の家族は軽症だから」、「他の精神科の患者とは違うから」などと、精神科以外の科を受診する方がいますが、基本的にはどの病気もそれぞれの専門の科へかかることがよいと思われます。

精神医療、精神科病院のイメージ

精神医療、精神科病院……この言葉を聞いて、読者のみなさんはどのような気持ちになりますか。暗い、怖い、入ると出てこられない、関係することは恥……、こんなことを考える方が多いようです。

確かに、精神病院法が1919年に施行されて作られた当初の精神病院は、それまでの私宅監置《したくかんち》により、自宅の片隅に病室を作り、閉じ込めておいた状況から脱するために作られたものです。私宅監置というのは、明治の時代に精神病者監護法という法律で公的にも認められてしまった、自宅における精神病者の収容です。

東京大学精神科教授であった呉周三の調査を見ると、これが悲惨な処遇であったことがよくわかります。家の土間にあるならまだしも、庭の片隅に吹きさらしの牢獄のような部屋があるだけのところも少なくありませんでした。この状況を周三が、この人たちは病気になってしまった不幸のほかに、この国（日本）で生まれた不幸を背負っていると言ったほどでした。

当時、この状態の打開のために作られた精神病院は、畳が敷かれた病室に多くの患者さんが生活をしていたもので、畳一畳に一人といっても言い過ぎでないような狭い環境のなかで、患者さんは生活していました。

それでも、私宅監置よりは明らかに衛生的

で、作業療法など治療的なアプローチも行われるなどしていたようです。近年、昭和30年代に作られた多くの精神病院が建て直しの時期となり、新しく広く、開放的な病院が作られるようになっています。

最近の精神科病院とはどんなところか、ちょっと覗いてみましょう。ここでお見せする写真は、筆者が勤めている日下部記念病院の窓口です（**図5**）。一般の病院よりもむしろ訪れやすくという考え方で作られています。精神病の暗い歴史から脱出して、精神の病気も普通の病気として治療していくことを考えているイメージがわくでしょうか。

このような変革のなかで大きな、そして、一般にはいまだ認識がされていない変革がおこっています。日本でも精神科病院はもはや収容施設ではなく、治療施設になってきているということなのです。精神科病院での入院期間が年々短くなってきている現象がありま す。精神の病気も治療可能な病気であり、また、障害を持っても地域で普通に生活できるようにすべきでしょう。

ただ、どんなことも例外があり、長期に療養が必要な方もいることは確かです。このような方には、それぞれ適した入院期間と治療があると思います。これについては主治医の先生に相談していただくことだと思います。

どのように相談するか

病院建物の雰囲気はわかったけれど、それではどうやって相談すればよいかです。

精神科受診を考えて電話すると、まず病院の事務員が対応し、診察日や診察時間、予約の方法などを教えてくれます。また、受診の

図4　関係する各科の違い

- **精　神　科**：精神的な症状が対象
- **心療内科**：心理的な問題から生じた身体の症状を対象とする(基本的には内科)
- **神経内科**：脳、脊髄、末梢神経、骨格筋など神経系と関係した病気が対象
- **脳　外　科**：脳、脊髄、末梢神経、骨格筋など神経系と関係した病気に外科的に対応する

図5　最近の精神科病院

外来待合ホール

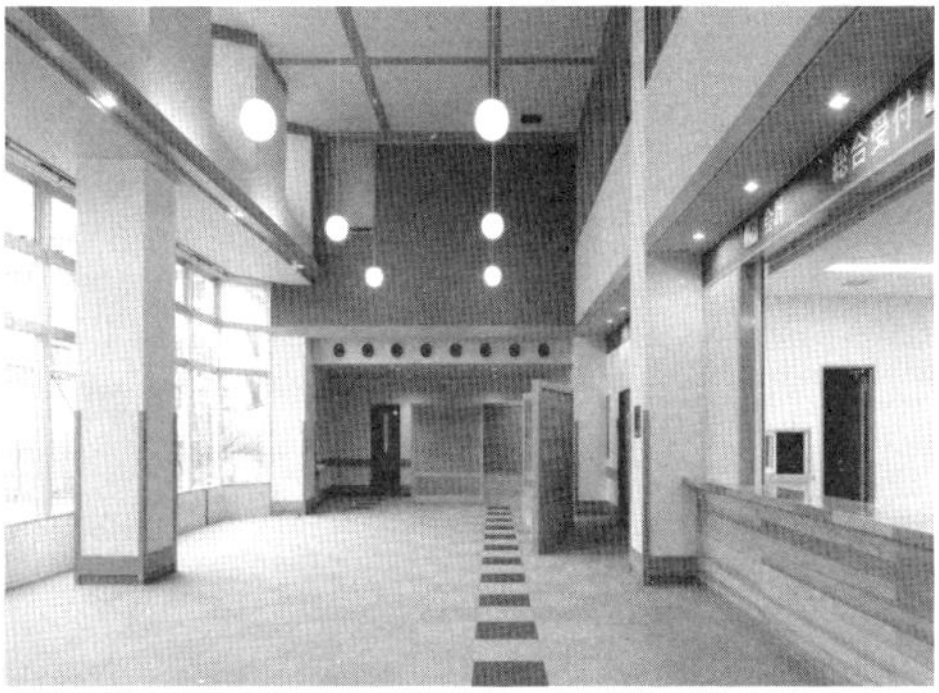

最近建てられた精神科病院は、外観も明るく、中に入っても広くくつろげるロビーなどが備えられており、かつての精神科病院とは全く違ったイメージです。

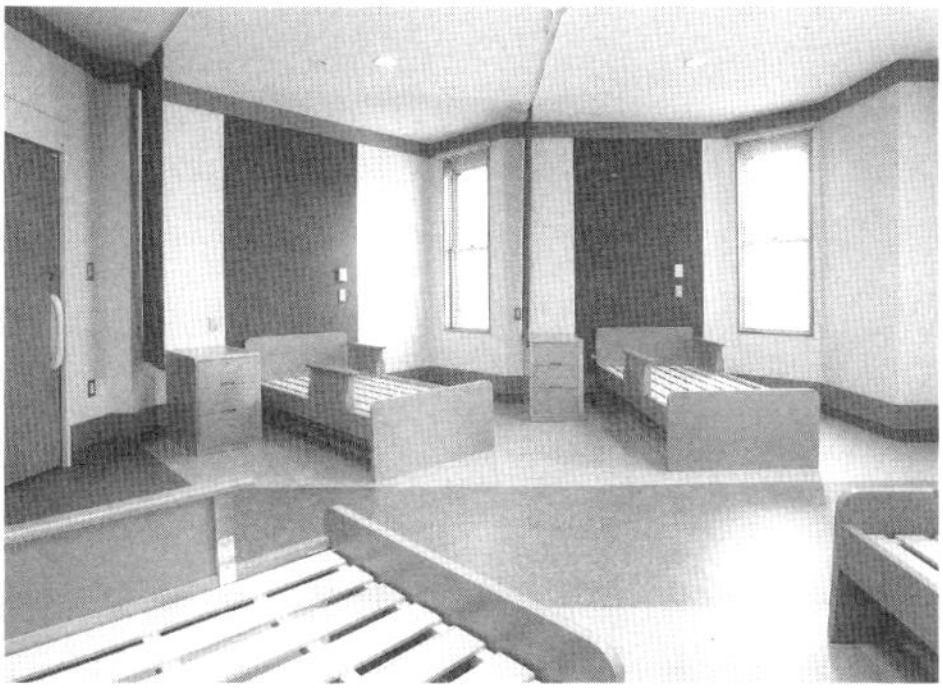

病室

写真の病院は、一人当たり8平方メートルの空間に、一人当たり一つずつの窓が配置され、多床室でも個室的な空間が確保できるように、「個室的多床室」という考え方で建築されています。

仕方の説明や手続きを教えてくれます。初めての場合には、精神保健福祉士がその後の相談にのってくれます。

今、困っている病気の症状、家庭内の状態、入院を希望しているのか、外来で受診を希望しているのか、診断を希望しているのか、治療を希望しているのかなどをお話しすればよいでしょう。必要な手続きや受診の段取りも教えてくれます。本人が受診を希望しない場合の対応や、前もっての見学などに応じてくれる病院もあります。

精神保健福祉士は基本的に精神保健福祉法という法律にしたがって、患者さんや家族の相談を受けます。本人も病気のことを理解されていて、入院を希望する場合には、任意入院という方法となります。これは自らの意思で入院するものです。本人が入院に同意せず、一方で症状が重く入院が必要と精神保健指定医が診断した場合には、保護者の同意で入院が成立します。

金銭面での相談にものってくれます。家で一緒に暮らすことが困難だと考えたときや、治療を優先したいときなどに入院を考えると思いますが、当然のことながら入院にはお金がかかります。このときにさまざまな入院医療費を補助してくれる制度があります。

これは各県によって異なっていますので、ここで一概に示すことはできませんが、筆者が働く山梨県では、入院費の公費負担と、精神障害者としての障害年金を受け取ることができる場合があります。

退院したあとの相談

患者さんが退院されるときには、保健所や

市町村の担当部署が、退院後の生活支援などについて相談にのってくれます。最近では障害者自立支援法という法律によって、食事の支度など家事の支援も受けられるようになってきています。これらのサービスの窓口として活躍しているのも、精神保健福祉士です。

病院によっては保健師がいることがあります。保健師は看護師の資格を取ったあとに、主として地域に出て患者さんたちの支援をしていく訓練を受けた人たちです。退院した患者さんの訪問看護、地域との連絡支援なども行ってくれます。訪問時には血圧を測るなど、身体的な相談にのってくれます。精神的にも強い支えになってくれます。

病院の各職種と、その仕事

作業療法士は主として入院の患者さんの作業療法を行っています。精神の病気では手先が不器用になったり、作業能力が低下したり、集中力が低下したり、自信を失っていたりします。このような場合に簡単な物作りなどを通して、これらを回復するように支援してくれるのが作業療法士です。精神科の基本的な知識は身につけていますので、作業をしながら悩みの相談にのってくれることもあり、アドバイスもしてくれます。

看護師は病院のなかのほとんどのことを担当している専門家集団です。身体的な問題、血圧・体温などのチェック、薬の管理、また体調が悪い人にはその状況をアセスメント(評価)して、医師につないだりしてくれます。

患者さんが生活するうえでの介護、介助、援助などに始まり、療養上のさまざまな問題の相談にのってくれます。これまで述べてきたさまざまな職種ほど仕事内容に特化してはいませんが、もっとも近く患者さんの傍にいて、他職種と連携を取ったりしてくれます。

臨床心理士は、患者さんの状況を把握するために話を聞き、心理検査や認知療法などの精神療法も行います。

医師は病院では患者さんを診察するのみではなく、これらの多くの人たちとともに働き、そのリーダーとしての役割が期待されています。医師の仕事は診断を行い、治療の方向性を定め、主として薬物療法を行っていきます。外来では通院精神療法といって、主として患者さんを支える視点で、支持療法を行っていきます。

薬剤師も薬の調剤のみではなく、薬の説明や服薬方法のアドバイスをしています。栄養士は、食事の栄養管理のみではなく、体調に合わせた食事指導、また作業療法士と協力して調理教室も行い、退院後の生活が送りやすいように援助します。

病院やクリニックに行くときの留意事項

相談される医療関係者側から言えば、来院するまでに解決してきていただくとよい問題がいくつかあります。まず患者さん本人の受診への動機づけです。本人が必要性をまったく理解していない場合には治療も困難となります。患者さんなりの理解でも、家族なりの説得でも結構ですので、何のために医師にかかるかをまとめておきましょう。

同時に、家族のなかのコンセンサスも作っておきましょう。診察場面で、やはり治療しない、薬はいやだとご本人が言ったとき、家族も意見が割れているようでは、話が進まなくなってしまうでしょう。

受診と治療が決まったら、これまでにおこったこと、感じていること、これからについて考えていることを、みんなでまとめておきましょう。そして、本人のみではなく、できる限り身近な家族がつきそって受診するとよいと思います。

利用できる制度、施設など

ここでは精神に不調を持った患者さんと家族が利用することができる制度や施設を、場合分けしながらご紹介します。

箇条書きにして紹介しますが、各県や地域によってサービス内容が異なることもあります。何より身近にどの施設があるかを確認して、相談しやすい場所を選んでいくとよいでしょう。利用する施設が決まったら、本人、家族で話を聞きに行きましょう。

一般的には、病院で医師の診断を受け、その後の方向性をその病院で相談しながら、利用をしていくことが多いようです。病院には精神保健福祉士や保健師がいて相談にのってくれます。病院での診断を受けることが困難な場合（本人の拒否など）は、地域の保健所で相談にのってもらえます。

精神の病気が重いと感じられ相談したいとき。または入院を相談したいとき

①医療関係…精神科クリニック、精神科病院、総合病院の精神科
②行政関係…地域の保健所
③夜間の救急…精神科救急センターなど（県により対応が異なります）

ここで混乱があるのは精神科と、心療内科や神経内科、脳神経外科との違いです。

心療内科は、精神的な問題から身体的な症状が出る心身症を主な治療対象としています。神経内科は、脳から足の先までの神経系の障害を対象としており、精神の障害は範囲外です。脳神経外科は、脳内の腫瘍、感染症、血管障害などの外科的治療を主とする科です。

地域の保健所では、受診困難な患者さんの様子を見に行ってくれたり、説得を手伝ってくれたりすることもあります。

精神の病気により生活が困難、または生計がたたないとき

①障害年金の受給
②生活保護
③障害者自立支援法による支援…ホームへルプなど生活の支援と、住居（グループホーム、ケアホーム）の支援
④自立支援医療による医療費補助…診断書を出すことで通院費の一部が補助されます
⑤精神保健福祉手帳による医療費補助…診断書提出後、認定が得られれば、それぞれの県ごとに定められた援助が得られます

③と⑤は、あくまで精神科で、法律の対象となる病気であるという診断がなされ、その障害の程度が認定されてから始めて使用できるものです。②は他法優先となっており、①の受給ができる場合は、障害年金から援助してもらうことが優先されます（**図6**）。

図6　活用できる社会制度など

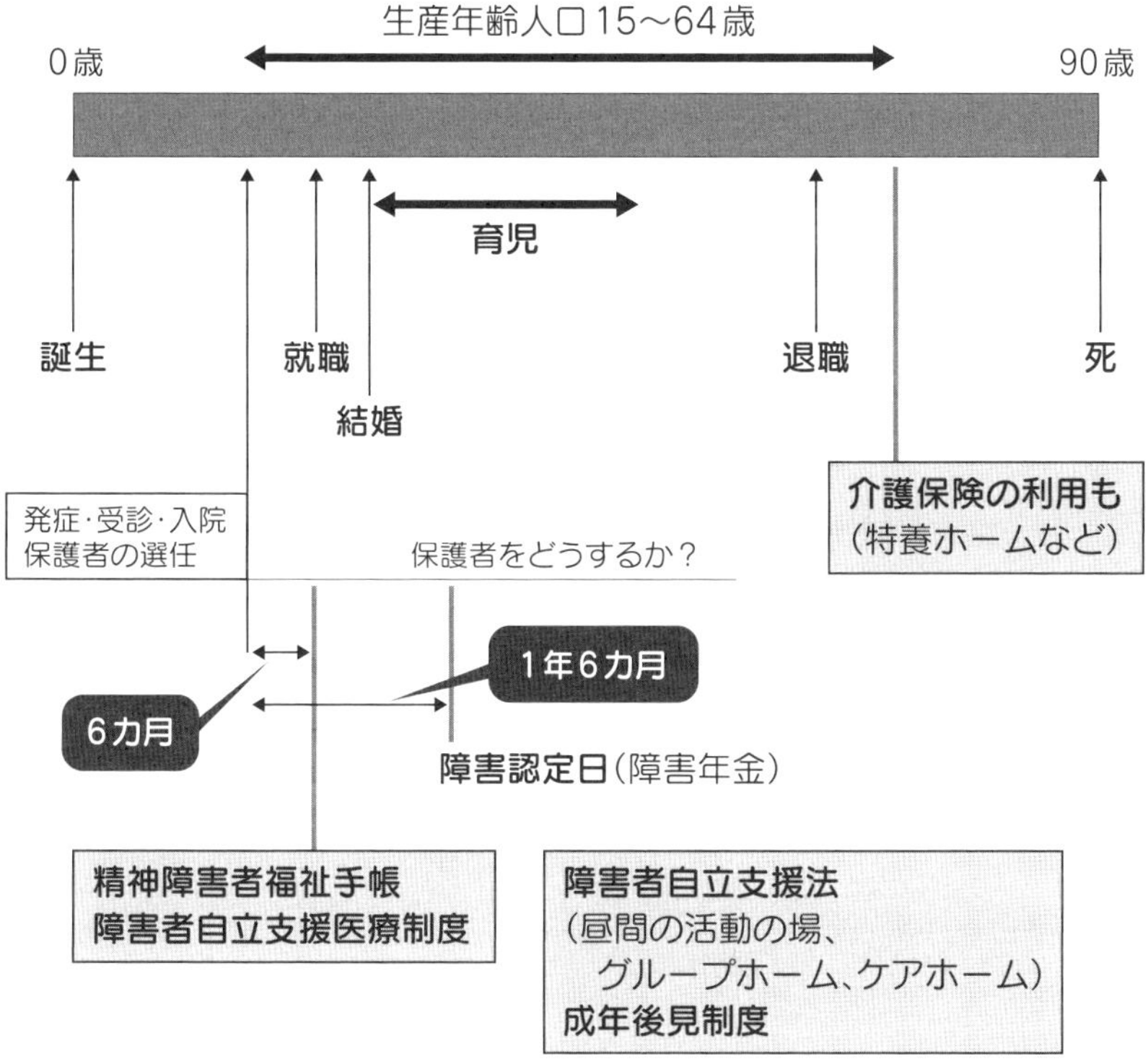

受診から6カ月経つと手帳が、1年6カ月経つと年金がもらえる可能性があります。年齢が65歳を過ぎると介護保険の適応になることもあります。障害者自立支援法では、昼間の活動の場や、住居などを提供します。成年後見制度では、自分では財産管理などが出来ない方に変わってそれを行う、後見人を指定できます。
入院治療を考える場合などは「保護者」を決めておく必要があります。保護者とは、精神保健福祉法上では以下のように規定されています。
「第二十二条　保護者は、精神障害者に治療を受けさせ、及び精神障害者の財産上の利益を保護しなければならない。」これを読み替えれば、患者さんが理解できず治療が困難でも、保護者が患者さんに代わって同意をして治療を受けてもらうことができるものです。

社会復帰を目指していきたいとき

①デイケア…病院やクリニック、保健所で行っています。

②自立支援法による就労支援…「A型（雇用型）」と「B型（非雇用型）」があります。

③社会適応訓練…県と契約した事業所で働く訓練をします。この場合、多少なりとも収入が得られます。県により訓練期間、収入の額は異なるようです。

④障害者職業センター…就業のための訓練から、就業支援までしてもらえます。

⑤ハローワーク…職業の斡旋をしてくれます。この場合、障害を告知したうえでの職業探し（オープン）と、告知しない一般の職業探し（クローズ）の2つの方法があります。

⑥就労・生活支援センター…職業探しや就職後の相談にのってもらえます。

⑦地域活動支援センター…主な業務は地域で生活をするための相談、入浴、食事等の支援ですが、就業の支援もしてもらえるようです。

まとめ

精神の病気を診るのは精神病院や総合病院の精神科、または精神科クリニックです。心療内科は心身症が、神経内科は神経疾患が担当です。

精神科にはさまざまな職種があり、それぞれ専門性を持って患者さんを援助しています。

第1章

統合失調症

統合失調症とは

統合失調症のあらまし

最近、口数が少なくなった。食事に行っても黙っているばかりで、何か考えているみたい。表情もすぐれないし、どうしたのだろう。

病院にかかるように勧めたら、病院では統合失調症と言われた。病院の先生は何を診ているのだろう。元気がないのだから、うつ病だと思うのだけれど……。こんな思いを持っている方が意外と多いようです。

幻覚や妄想があって救急で入院し、よくなってくると、うちの子は疲れていたからあんなふうに考えてしまったようだが、今はもう大丈夫、統合失調症ではない……。こんなことを言われる家族もいます。

家族に対しては、患者さんもはっきりと妄想の内容や体験を語ることは少なく、また語ったとしても、家族のほうで耳をふさいでしまうことも多いようです。このため家族は患者さんがどんな体験をして苦しんでいたかわかりません。

また、体験をしっかり理解していても、統合失調症という病気であることを否認してしまうことは、実はご本人より、むしろ家族のほうに多く認められるのです。

精神分裂病という呼び名から統合失調症と変わり、治療法も第二世代と言われる新しい抗精神病薬が開発されています。しかし、精神病に関する理解はとても遅れています。統合失調症は、現在では治療可能な、脳の病気であることを再認識する必要があります。

統合失調症は精神の病気を気分の障害と、

思考の障害の2つに大きく分けたときの、思考の障害にあたります。

統合失調症の歴史的考察

歴史的には、ドイツ精神医学の最初の教科書として知られるグリージンガーの『精神病の病理と治療』（1845）のなかで、マニーやメランコリーや、ヴァーンジン（妄想病）について記載がありますが、これらが気分の障害と思考の障害にあたると考えられます。

また、この教科書では「精神病も脳病である」ことを示し、精神の病気がほかの身体の病気と同様に治せる可能性があり、治療の対象であることを示しました。すでにこのころから、精神の病気をまさに「病気」として扱う大切さが説かれています。

この当時の一般的理解では、精神の病気は狂気であり、治療の対象である「病気」ではなかったようです。

グリージンガーはさらに大学に精神病院を併設することを提案し、その後ドイツにおける大学精神医学が展開されました。ミュンヘン大学精神科の教授であったクレペリンは『精神医学』という教科書のなかで、それまでの概念をまとめて「早発性痴呆」という概念を提唱しています。

これがブロイラーによりシゾフレニー（当時の日本語訳：精神分裂病）と呼ばれました。現在、日本で統合失調症と呼ばれている病気の概念の始まりです。クレペリンの記載では、最終的に痴呆状態になるということで、このような名前が採用されていましたが、その後の疫学研究によって、自然に改善するケースもあることがわかり、さらに1954年に製剤化されたクロルプロマジンにより治療可能な疾患となっています。

その後、クロザピンという薬（難治性の統合失調症に効くが副作用のため使用が難しかった。しかし、2009年には日本でも発売された）を参考に、オランザピンやクエチアピンといった薬物も開発され、さらにアリピプラゾールという異なった薬理作用を持つ薬物も開発されるなど、治療方法は進化しています。

グリージンガーの提唱したように、治療可能な脳の病気となったのです。

病気の始まり

明らかな幻覚や妄想といった症状が始まる前の段階では、抑うつなどの比較的軽度で非特異的な症状が継続することがあります。

この時期には、眠れなかったり、理由もわからずに不安になったりします。意欲がなくなり、自分で何かをしようとすることが減ります。自室にこもることが増えてきたりもします。猜疑心《さいぎしん》が生じ、それまでなら気にもとめなかったことが気になってきます。

さまざまな考えが心に浮かんできたり、視覚的に何かが見えるような感じもしたりします。気持ちが落ち着かず、何かに追われているような、落ち着かない感じもあります。

このようなふだんでもありそうな症状の時期があり、それから定型的な幻覚や妄想といった症状へ進んでいきます。

幻覚、妄想とは何か

幻覚と妄想はよく認められる統合失調症の症状です。統合失調症では幻覚のなかでも、幻聴と言われる、誰かの声で「馬鹿」とか「死んでしまえ」など、患者さんにつらい言葉が聞こえてきます。ときには患者さんに話しかけてきたり、数人で話しあっていたりするように聞こえてくることもあります。

妄想としては、何か悪いことがおきそうで、不安でいられない。恐怖でいっぱいになってしまうという不安の強いものから、誰かにつけられている、監視されている、仕組まれているなど迫害されるような内容。自分は高貴な家の者で、本当はこの家の人間ではない。本当の親は別にいる。自分は臭いにおいがするからみんなに嫌われているなど、さまざまな内容の妄想があります。

妄想と幻覚の定義

妄想の定義としては、前の章で触れた「了解」ということを提唱しているヤスパースの示した定義が今も生きています。それは、

①強い確信を持っていること。

②経験や推測によって内容が揺らぐことがないこと。

③その内容が実際にはありえないこと。

という3つがその定義となります。

具体的に例をあげれば、「俺は(今の両親の)本当の子どもではない」と言った場合。彼は本当の子どもなのですから、彼の言っている内容が誤っています。両親が「そんなことはない、あなたは本当の子どもだ」と言い、昔のアルバムを見せたりして、本人が自分の考え違いだとわかるなら、内容が揺らいだわけですから、これは妄想ではありません。

また、本人が「誰かに見られている」と言って、本当にストーカーがいた場合には内容が

正しかったわけですから、これは妄想ではありません。

一方で、幻覚は知覚の異常ですが、実際にはそこにないものが見えたり、聞こえたりすることを言います。自分で考えたことが、誰かの声で聞こえてきたり、テレパシーのように他の人に伝わってしまう感じもあります。誰か2人で話をしている声であったり、何よりつらいのは、患者さんを批判したり、責めたり、命令したりする声のようです。「死ね」「ブタ」「ブス」「電車に飛び込め」などの声が患者さんを苦しめます。

陽性症状、陰性症状とは何か

陽性症状と陰性症状という表現を聞いたことがある方もいるかもしれません。この言葉は大変古いもので、さまざまな変遷を経ています。

現在では陽性症状とは正常とつながりのない異常な心理状態、すなわち幻覚や妄想、思考のまとまりのなさなどを言います。陰性症状については、正常の心理的機能の量的変化を言い、たとえば感情が平板化したり、会話が貧困となったり、意欲が低下したりしている状態を言います。

陽性症状と陰性症状を考えると、陽性症状は家族から見てもわかりやすく、明らかに病気と理解しやすいものですが、陰性症状はともすれば元気がないだけ、違った病気、うつ病などと誤解されることも多いものです。

クロウは、この陽性症状を脳内物質の一種であるドーパミンの伝達の亢進が関与し、陰性症状には脳の委縮が関係しているという仮説を提示しています。最近ではドーパミンの障害される部位によって症状が違うことが想定されていますが、これについてはあとで詳しく説明します。

現在用いられることが多い、第二世代の抗精神病薬は、陽性症状のみならず陰性症状にも効果が認められます。このことと最近報告されている第二世代抗精神病薬における神経保護作用がどのように関係があるか、今後、興味が持たれている領域です。

神経伝達物質について

陽性症状と関係してドーパミンという言葉を出しました。ドーパミンとは脳内にあって神経の伝達をつかさどっている神経伝達物質の一つです。このドーパミンの神経系は陽性症状関連ゾーン、陰性症状ゾーン、パーキンソン症状ゾーン、ホルモン調節ゾーンの4つのゾーンに分けられています（46ページ、**図7**）。

単純化すれば、統合失調症では陽性症状ゾーンでドーパミンの活動性が高まり、陰性症状ゾーンで低下しています。従来の治療では、初期の華々しい陽性症状を抑え、再発させないことが目標でしたから、ドーパミンを抑える作用が強い抗精神病薬（第一世代抗精神病薬）が用いられていました。

これにより陰性症状ゾーンはさらに抑えられ、陰性症状はむしろ強まるか、少なくとも改善はしなかったという解釈ができます。そのうえパーキンソン症状ゾーン、ホルモン調節ゾーンでも、ドーパミンの作用を抑えてしまったので、パーキンソン症候群などの*錐《すい》体外路《たいがいろ》症状が副作用として出たり、ホルモンが多く分泌され、無月経や乳汁分泌などの症

■ 図7　ドーパミンの神経系

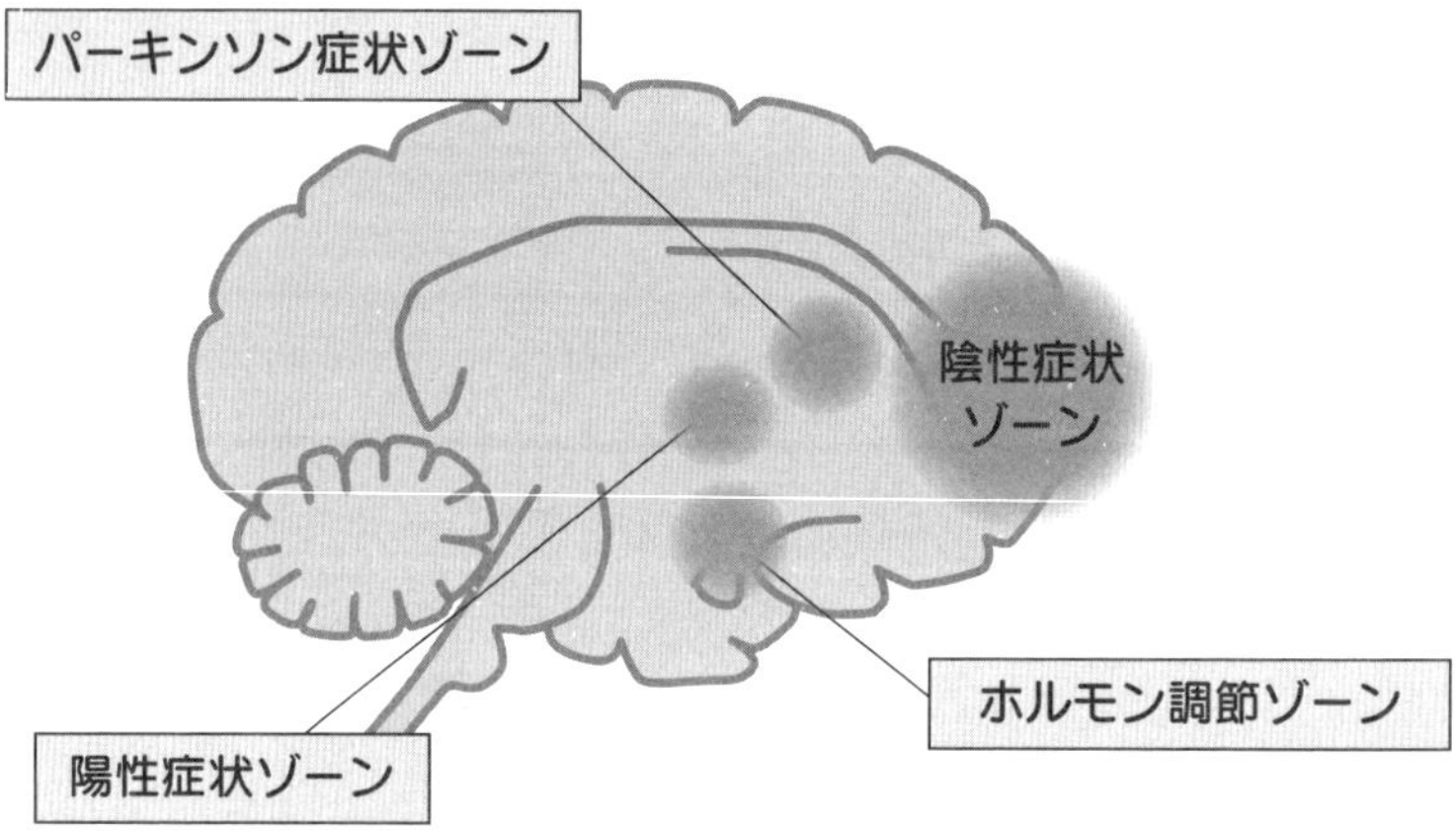

ドーパミンの神経系は陽性症状関連ゾーン、陰性症状ゾーン、パーキンソン症状ゾーン、ホルモン調節ゾーンの4つのゾーンに分けられています。

状が生じていたと考えられます。

第二世代抗精神病薬は、これらの部位を上手にコントロールして副作用を少なくすることが期待されています。これについては76ページに後述します。

＊錐体外路症状

脳内の錐体外路系が障害を受けて発生する自発運動の減少や不随意運動（勝手に動き出す）などの症状。ふるえ、寡動《かどう》、姿勢・歩行障害などのパーキンソン症状や、口のまわり・手足の不随意運動、けいれん性の斜頸、顔面や頸部の攣縮《れんしゅく》など。

経過のいろいろ

統合失調症の経過に関しては有名なブロイラーの報告があります。そのほかわが国の報告を見ても、いずれの報告でも完全寛解（症状が完全に治まっている状態）率が30％程度となっています。この率は時代の変遷によっても大きな変化がなく、つまり、現在にいたるまでの治療法の変化に影響を受けていないことを示しています。

しかしながら、不完全寛解や軽快の率は、最近では60％程度まで向上し、完全寛解、不完全寛解、軽快で、かなりの割合を示すようになっています。逆に、治療の効果がなく、不変かむしろ増悪《ぞうあく》する患者さんは10％程度にまで減少しています。このことから考えれば、温かな環境、適切な環境が提供されれば、社会で生活できる可能性がある人が多いと言えましょう。

このような明るい見通しの一方で、当初治療されて改善しても、その後の治療継続がなされずに、再発してしまう患者さんが問題になっています。病気を繰り返すことで、薬による治療への反応性が悪くなる。繰り返すと元のレベルまで戻らなくなる。繰り返すごとに症状が重くなる、と言われており、治療継続が大切な問題になっています。

患者さん自身同様、家族もこの必要性を理解し、協力することが治療の継続を助けます。

まとめ

統合失調症は思考の障害が主として認められる治療可能な脳の病気です。脳内で神経伝達物質であるドーパミンの調節障害がおこっており、幻覚や妄想、意欲の低下などがおこります。

第二世代抗精神病薬を使用することで、陽性症状、陰性症状、どちらに対しても治療が可能となっています。

急性期の症状——医療へのつなぎ方

Aさんの急性期

「僕なんて死んだほうがいいのだ」「みんな僕を嫌ってるんだ」。このような言葉を家族から突然言われたら、あなたはどうしますか。「そんなことないよ」「私たちはあなたを大切に思っている」と言うでしょうか。でもそう言いながら、あなたの心のなかは不安で、どう対応したらよいか必死で考えていることでしょう。

とりあえず、手を握り、何とかなだめようと言葉をかけ続けますが、本人は、「もういい」と部屋に閉じこもってしまいます。「何かいやなことがあったのか」「失恋でもしたのか」「試験に失敗したのか」、さらには「何か悪いことをしたのか」「もしかして朝ごはんが気にいらなかったかしら」などと考えます。

周りの人にも心あたりがないか聞いてみますが、誰からも核心と思われるような情報は得られません。悩んでいるうちに食事の時間がきて、本人の好きなものを準備して声をかけますが、「今日はいらない」と言い、食堂に出てきません。心配になって、これもまた本人の好きな鮭のおむすびを作って、部屋に入ろうとすると、入れてくれません。ドアの前に置いておくと、次の朝には消えていて、何とか食べているようだと一安心します。

この方（Aさん）に、あとで聞いたら、こんなことだったようです。

いつからか、何だか周りの雰囲気が変わっていました。食堂へ行って食事を摂ろうとしていたら、母親が自分を避けているような気がします。新聞を読んでいた父親も、すっと立ち上がって行ってしまいました。どうしたのだろう、何だか胸騒ぎがします。「臭い」。誰かが言ったその言葉が不思議なことに心に響きました。それでわかったのです。

以前から自分の体から何だか臭いにおいが出ていて、そのために自分は嫌われているらしいと思っていたが、やっぱりそのせいだと。弟の視線も何か気になります。周り中が自分の臭さを嫌っているようでした。私はいたたまれなくなって、自分の部屋に戻りました。

母親は「何かいやなことがあったの？」などと、わざとらしく聞いてきます。何だか自分が臭いことをほのめかしているようです。その証拠に何度も鼻をこすりながら話をしています。１週間前から母親がハーブティを入れていましたが、その理由もわかりました。私は部屋のなかをぐるぐる回りながら、これらの「事実」のことを考えていました。気がつくと部屋の前におむすびが置かれています。ああ、部屋から出てこないで、ここで食べなさいということだな、と思うと悲しくてなりませんが、それでも食べなくてはいけないと思っておむすびを食べました。

Aさんが発した言葉、そのときの感情、母親に言われたときの狼狽《ろうばい》、困惑が、この文章から多少なりとも感じていただけたでしょうか。精神の病気はさまざまな症状を呈してきます。Aさんのように自分のにおいを臭いと感じて、そのことで閉じこもってしまう方もいます。そんなにみんなが嫌う臭さなどあるわけはありませんから、きっとAさんの考え過ぎ、妄想でしょう。

Aさんのように「死んだほうがいいのだ」という方のなかには、自分の失敗が大きなもので、もう取り返しがつかなくて、死ぬしかないと思い込んでいることもあります。そうでなくて、自分はいらない人間だと、小さいときから感じていて、死にたいという言葉でしか自分をあらわせない人もいます。

家族の対応

このような急性期の混乱のなかで、本人も混乱してしまいますが、家族も同様に混乱してしまっています。こんなときは本人の言葉や行いの意味がわからなくても、本人が不安で混乱していることは感じ取れると思います。可能なら傍へ行って話を聞いてあげましょう。それだけでも少し安心される方がいます。

また、自分はあなたを心配しているということを伝えましょう。そのようなやり取りのなかで、家族も客観的なものの見方を取り戻すことが必要になってきます。

「僕なんて死んだほうがいいのだ」「みんなが嫌っている」という患者さんの言葉が、何らかの原因があって生じているのかどうか、「了解」できるかどうか、考えてみることが必要です。どう考えても心あたりがなく、本人の言葉を聞いても理解できない場合には、病気も念頭に考えていく必要がありそうです。

冷静に、患者さんの感情や行動に振り回されることなく、今の患者さんの状態をどう考えたらよいのか判断しましょう。

相談先を考える

病気と疑ったときに、どこへどのように相談していけばよいかという問題が生じてきます。この場合は危険度と、本人の自覚の程度から考えることが有用だと思います（**図8**）。

本人が何か変だと自分でも感じていて、助けを求めているときには、精神科のクリニックや精神科病院への受診を考えましょう。

この場合、本人が「あなた」に助けを求めているときには、あなたが本人と話をして病院へ連れて行ってあげるとスムースです。あなたが家族でない場合は、本人に話したうえで家族と連絡を取り、一緒に行ってもらってください。

現在の状態が混乱しているか、意欲が低下しているか、いずれにせよ食事も摂れない、排泄もうまくいかない、他人に助けを求める

■ 図8　症状の自覚と受診

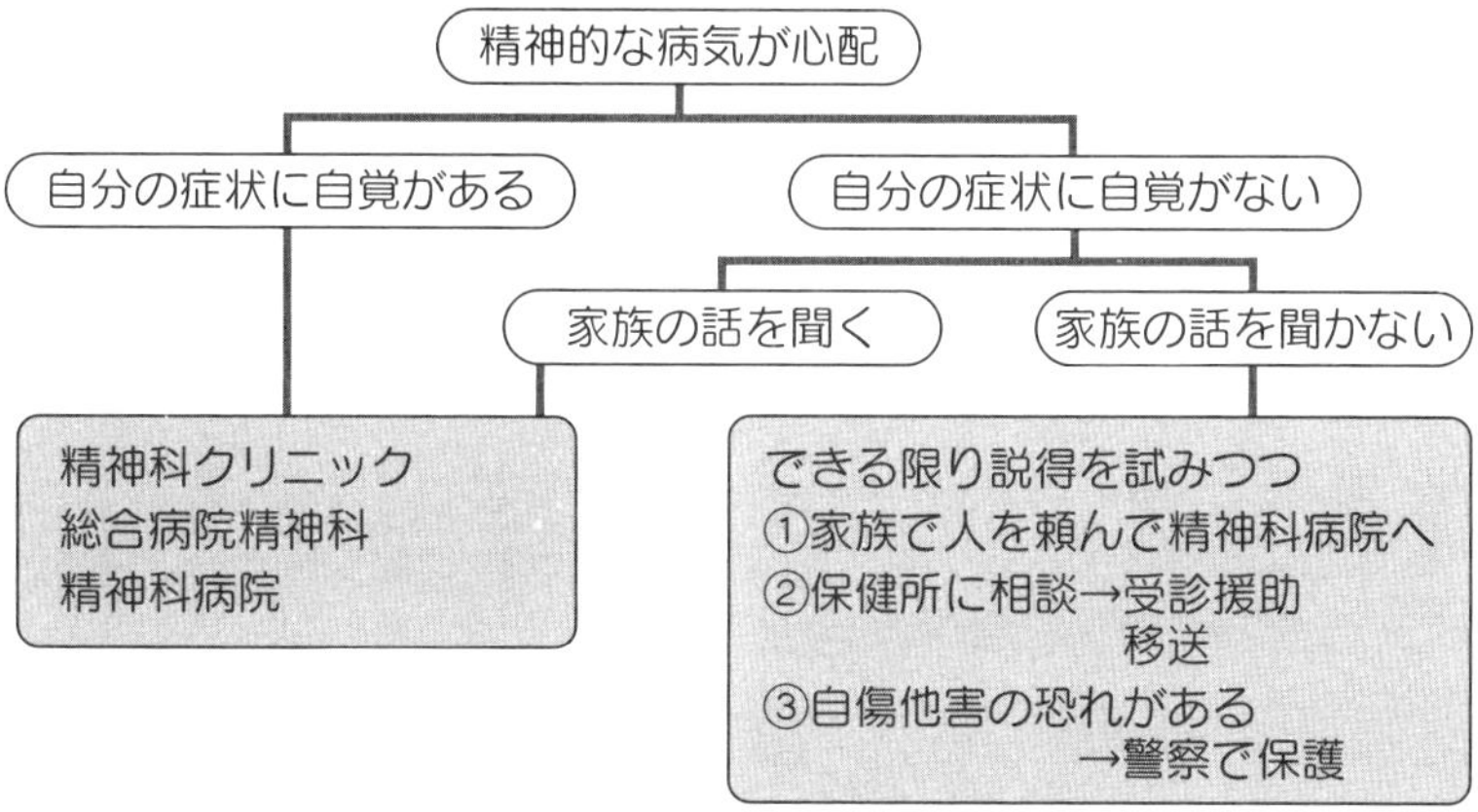

精神的な病気が心配でも、なかなか患者さん自身は納得してくれません。このため、精神科受診についてはいくつかの方法が準備されています。

こともできない、安全確保が困難など、おそらく精神症状のために日常生活を続けることが困難な場合には、入院も可能な精神科病院を受診されることをお勧めします。

精神科病院ではスタッフもそろっていますので、入院するにせよ、自宅での生活を継続するにせよ、さまざまな支援の方法を考えてくれます。

自傷他害《じしょうたがい》という言葉で表現される自殺のほのめかし、その行為が認められたとき。また、誰か人に思い知らせてやる、恨みを晴らしてやるなど、他害のほのめかしがあったとき。それが切迫していると感じられたとき。このような場合は、緊急に本人を保護する必要があります。精神科病院へ相談し、入院をまず考えるべきでしょう。

ただし、実際に何らかの行為を行い、生命の危険が想定される場合には、まず一般の救急をお願いして、救命を第一に考えるべきです。精神的な診察やその後の相談は、救命がなされ、身体的に落ち着いてからの話となります。

病院へ行こうとしないとき

患者さんが精神的に不調をきたしたとき、まず大切なのは傍にいて話を聞いてあげることです。そのうえで今後のことを話し、受診を促していくことが理想的です。

しかしながら、統合失調症の症状の特性から、周囲の人の言葉や行動を被害的に取ることがあります。周囲の促しに否定的で、「私を病気扱いするな」「気ちがい扱いするな」などと言う方がいます。話をしてくれるならよいのですが、部屋に閉じこもって話をしようともしないことがあります。

しかし、症状には波があるので、ふとした拍子に、または、たまたま機嫌がよくて（？）、促しにのって受診することもあります。繰り返し、時間を変え、人を変えたアプローチが必要です。

それでも本人が病院へ行こうとしないときには、本人がふだんから信頼している方、尊敬している方にお願いして説得してもらう方法もあります。

受診のための説得は大変難しいものとなることがあります。少しでも本人が困っている症状を示してあげて、動機づけをすることも有効です。眠れないなどの症状は、必ずと言っていいほど認められますので、これを診てもらおうという言い方もできるでしょう。

ここでやってはいけないことは、嘘をつくことです。遊園地へ行こう、買い物へ行こうと言って出かけて、着いたら病院だったなどということをすると、本人の病院受診は疑惑から始まります。症状として「仕組まれている」などと考えているのに、実際に周囲の方にこのようなことをされれば、「やっぱり仕組まれている」と、本人は妄想が事実であったと確信してしまいます。

もし、本人がわかってくれなくて、半ば強引に病院へ行く場合でも、自分たちはあなたを心配している。何とか元気に立ち直ってほしい。自分たちは味方だというメッセージを常に伝えましょう。病気が治ってきたときに、ほとんどの患者さんが理解して、感謝してくれます。逆に、だまされて病院を受診して入院になった方は、いつまでも家族にだまされたと言っていることがあります。

また、家族の判断で、とりあえずカウンセリング、とりあえず神経内科、などという受診の仕方はやめましょう。専門が違えば、結局、紹介や予約の取り直しなどがあり、対応が遅れてしまいます。

受診がうまくいかないとき

これらがうまくいかないときには、管轄の保健所の相談員が相談にのってくれますので、保健所に相談しましょう。相談員が受診の説得に協力してくれることがあります。どうしても説得がうまくいかないときには、移送制度という方法もあります。保健所、警察、病院で協力して、入院を考えます。

自傷他害の危険などがあって予断を許さない状態のときは、急いで警察をお願いするしかありません。

警察で本人の身柄を確保してもらい、そのあと保健所を経て精神鑑定を行い、その後の対応が決まってきます。

この際、警察の方が行くと、患者さんは「何ともありません」「何かありましたか」と平静に話をし、「大丈夫ですからお帰りください」と言い、警察を帰したあとに、「なぜ警察を呼んだ」と家族を糾弾することもあります。

このため、突然の警察への依頼ではなく、前もって保健所、警察と打ちあわせたうえで行動したほうが失敗はありません。

まとめ

急性期は、本人、家族とも混乱する時期です。本人の様子を把握し、少しでも不安を減らし、治療へ結びつけることが大切です。

受診を促すには苦労される方も多いのですが、誠意を持ってあたることが大切で、それがその後の治療のなかで生きてきます。

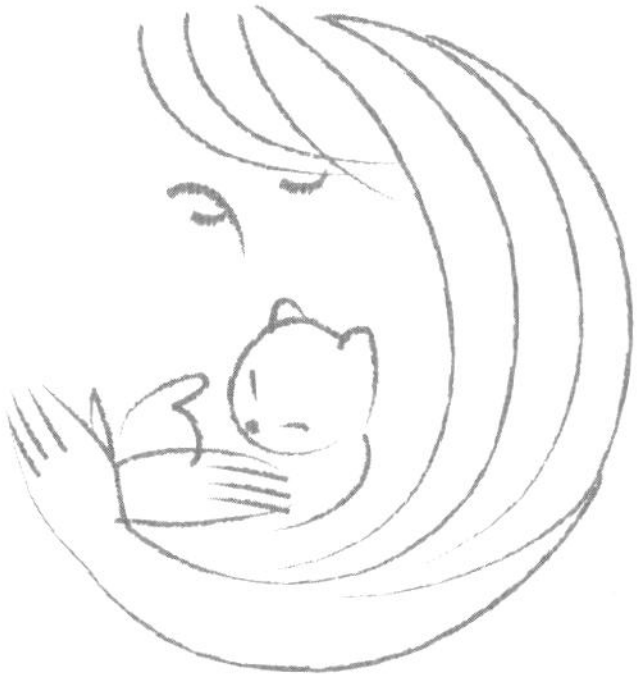

治療の初期 患者さんを理解する

帰りたい症候群

やっと患者さんを入院させてほっとしたのもつかの間、患者さんから電話がかかってきます。「眠れないの」「こんな病院はいや」「隣の人がうるさくていられない」「誰も話を聞いてくれない」「家に帰りたい」「薬を飲むだけなら家でやる」。こんなことを繰り返し主張しています。

そう言われると家族のほうは、確かに精神科病院は見た目はきれいだったけれど、中にいた人は精神病の患者さんばかりだし、ウロウロと徘徊していた人もいたし、大きな声で窓を叩いていた人もいたな、などと考えるかもしれません。患者さんの主張は、家族の、ほっとした反面、精神科病院へ入院させてしまってよかったのだろうか、悪いことをしてしまったのではないかという不安を掻き立てます。

2～3日から数週間が過ぎると、比較的平静な声で、「もう大丈夫」、「落ち着いたから心配しないで」という言葉も聞かれますが、それに「落ち着いたからもう帰りたい」の言葉が加えられ、再び入院時と同様の「こんなところ(精神科病院)に入院させてしまった」という後悔、本人への憐れみの気持ちが家族を包んでいきます。

さらに、治療が始まって少し落ち着いたその声からは、「家で薬を飲んで治療すればいいでしょ」という言葉が、冷静な、本来の患者さんの判断に聞こえ、患者さんとの関係が深ければ深い人ほど気持ちが揺れます。

帰りたい症候群

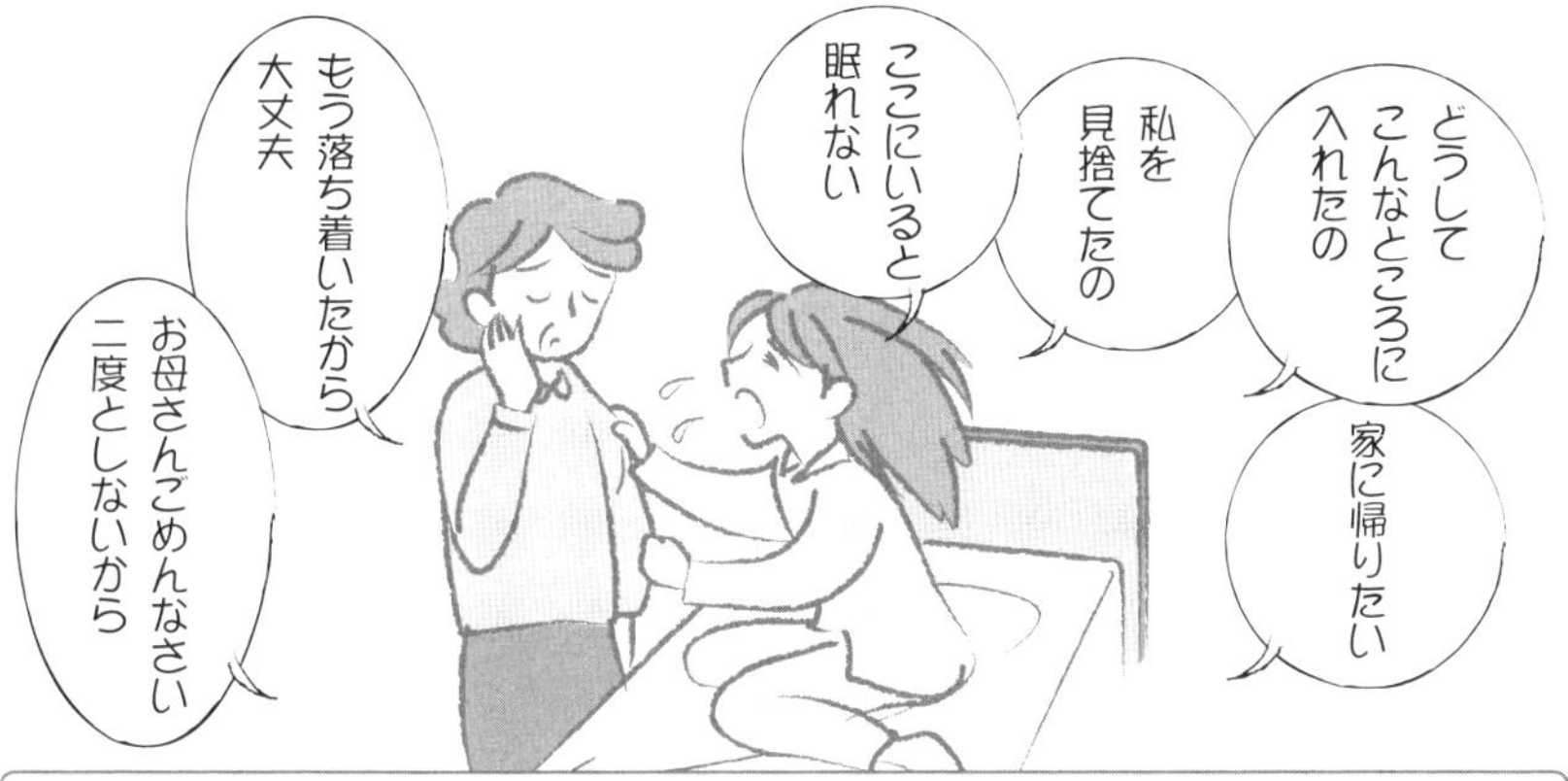
どうして
こんなところに
入れたの
家に帰りたい
私を
見捨てたの
ここにいると
眠れない
もう落ち着いたから
大丈夫
お母さんごめんなさい
二度としないから

入院治療を行うと、多くの方は帰宅を要求して家族に連絡します。この時期を乗り越えないと治療は進展しません。お互いに辛い時期ですが、主治医と相談しながら乗り切ってください。

ときには患者さんが涙を流しながら「家に帰りたい」「すぐに来て」などと言ってきます。そう言われると、心配になり、また期待も持って面会に行きます。そこでは同様の言葉が聞かれ、周囲を見渡すと、自分の家族とは違って「重症の」精神病の患者さんばかりいるような気もします。

急性期が徐々におさまってくる時期

この当初の状態を患者さんに聞くと、あまりよく覚えていないと言う方が多いようです。

また、何だか落ち着かなかった。あのころはまだ幻聴が聞こえていた。周囲の人も自分をいまだ監視しているような気がして、安心していられなかったなどと言います。ただ、家族をだましてでも家に帰ろうなどと考えていたのではなく、そのときは本心で「治った」「ここから出たい」と思っていたようです。

この時期の状態を私たちは「帰りたい症候群」「もう治った症候群」などと呼んでいますが、比較的若い、初回治療の方にこのような状態、要求が強く認められることが多いようです。病気本来の持つ不安感、どこにいても落ち着かない感覚、それと同時に抗精神病薬によって落ち着かない症状が出ることもあり、この時期の治療を難しくしています。

どこにいても落ち着かないわけですから、病院を出ても落ち着くはずもなく、この時期に退院してしまう方は、結局不安定な症状が続き、初期の症状が抑えきれなくなって、長い期間病気に苦しめられてしまうことにつながりかねません。

この時期を超えると、比較的穏やかな時期がきて、むしろ「ゆっくり治療して帰ろうかな」「退院するのもまだ不安だ」という言葉が聞かれる時期へと移行していきます。「帰りたい症候群」「もう治った症候群」を乗り越える必要があるのです。

「帰りたい症候群」があまりに強く訴えられ、その言葉が家族や治療者の心を大きく揺らすために、症状が見えにくくなっていますが、実はこの時期には幻覚や妄想が残存していることが多くあります。また、急性期に混乱してしまった記憶や対人関係を、心のなかで整理していく時期でもあります。

急性期に認められる症状

治療開始前の症状の強いときには、陽性症状と言われる心の混乱や、猜疑心、さらには妄想が見られます。具体的には悪口を言われているという感じ、誰かに仕組まれているという強い考えがあります。場合によっては、両親ですら信頼の対象ではなく、迫害者のように感じられることもあるようです。

医療関係者に対しても同様で、このため、服薬、注射などの医療行為にしても、着替えや食事などの日常的行為についても拒否したり、場合によっては相手につかみかかってしまうことがあります。神経が敏感で、周囲のことが気になるので、一人部屋から出ただけで不安感が高まったり、被害感を持ってしまうこともあります。

幻聴と言われる感覚の異常、特に迫害してくる声は患者さんを苦しめます。患者さんの気にしていることを攻め立てたり、考えていることや行ったことを批評したり、場合によっては患者さんの行動を指図したりします。

このような状況のなかで落ち着いて治療しなさい、というのは酷なことかもしれません。

この時期は、家族と医療者とで患者さんを支え、乗り越えていくように考えます。本人の言葉を聞き、治療の必要性を繰り返し伝えてあげます。この時期にはあまりのつらさに治療を積極的に受けられない方も多いので、本人の要求を聞いても、それを聞き入れるかどうかには慎重な対処が必要です。

急性期に用いられる治療

急性期を乗り切るために、治療としてはさまざまな工夫がなされます。患者さんが同意し、薬を飲んでくれる場合には、抗精神病薬と言われる脳内のドーパミンを制御する薬を用います。最近、新しい世代の副作用が少ないもの（非定型抗精神病薬、第二世代抗精神病薬と言われます）が開発され、これが用いられることが多いようです。

作用の仕方は同じはずなのですが、患者さんによって症状を抑えるために適切な薬は異なっています。このため症状を見ながら担当医が薬を処方します。場合によっては、古い世代の抗精神病薬のほうが症状を抑えるために適切であることもあり、用いられることもあります。

内服薬を摂取することが困難な場合には点滴や注射が、もし口を開けてくれるなら液剤や口腔内崩壊錠《こうくうないほうかいじょう》といって口の中で溶けてしまうような薬を飲んでもらうこともあります。

これらの薬は幻覚妄想ゾーンに作用して、ドーパミンの神経伝達を抑えることで症状を緩和していきます。一方で第二世代抗精神病薬には、意欲、気分のゾーンに働いて、ドーパミン系の神経伝達が落ちていたものを回復させる作用もあります。

興奮を抑えるためには、補助薬として気分安定薬や抗不安薬、抗てんかん薬を用いることが多くなっています。これらの薬は幻覚や妄想といった症状には効果はないと考えられますが、急性期の興奮や気分の変化に有効であると考えられています。

特殊な場合①

急性期の症状があまりに激しく、薬物療法では困難と考えられるときには、修正型電気痙攣《けいれん》療法を行うこともあります。この治療は、頭部に通電することで神経伝達を修正しようとするものです。以前はショック療法として開発され、副作用も多いものでした。現在では通常は麻酔をかけた状態で行われ、患者さんの苦痛も最小限となっています。

この治療法のよい点は、回復が早いこと、薬物療法が無効な方にも効くことがあることです。一方で欠点として、効果が長続きしないことなどがあります。

特殊な場合②

急性期に、死を望んだり、ほかの人を傷つけたり、また飲み水も摂らず、点滴が必要であるのに拒否したりすることもあります。このようなときには保護室といった特殊な個室の使用や、患者さんをベルトでベッド上に拘束する必要もあります。

これらの措置については精神科病院なら、どの病院にも厳格な使用規定があります。安全のためのベルトに関しては、使用の仕方による事故や、エコノミークラス症候群（深部静脈血栓症）などの危険性がありますが、これに対しても対処が進んでいます。

家族の方はこれらのことを十分に理解され、病院からくる連絡に応えていただくことが必要でしょう。現在は患者さん自身が理解されるなら本人と、それが無理なら家族と、治療法を相談しながら行っていくことが通常です。家族にも治療法に関する理解が必要です。

患者さんは強い混乱のなかにいます。治療法を理解するところまでいかず、拒否されたりもします。この時期を何とか乗り切るためには、家族も強い意志で治療に望むことが大切でしょう。

まとめ

急性期の患者さんは心の混乱に気持ちを奪われ、冷静な判断ができないことがあります。家族は医療者と相談しながら、その時点でどのような治療が適切かを判断し、そのうえで患者さんを支えていくことが必要です。

ときには患者さんの望まない治療が必要なこともあり、つらい選択が必要なときもありますが、よくなったときの患者さんをイメージしながら、この時期を乗り切っていきましょう。

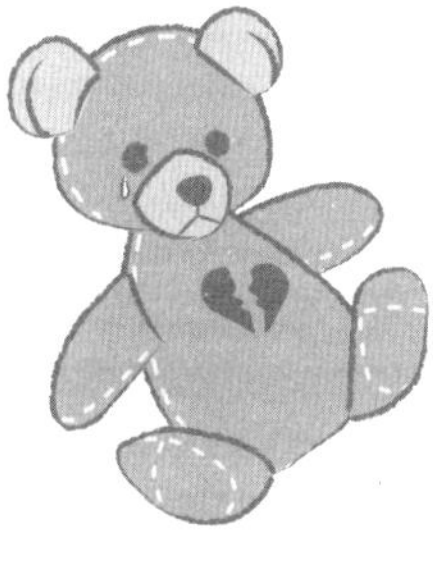

入院中、面会の問題

面会で気をつけること

患者さんからは毎日のように電話がかかってきます。前の章で述べたような「帰りたい」「よくなった」から、「服が足りないので持ってきて」「おなかがすいたのでお菓子を持ってきて」「お気に入りのＣＤが聞きたい」など、やつぎばやに一日に何度も電話がかかってくることもしばしばです。

病院からは2週に1回は顔を出すように言われていることもあり（この頻度は病院により違いますが）、家族は面会に行くことにします。行こうと思いますが、さて、何を持って行ったらいいのか、何を持って行ってはいけないのかがわかりません。

また、会ったら何と言おう。「頑張って！」と言おうか、それとも「調子はどうか？」と尋ねようか。さまざまに思いを巡らせながら面会に訪れます。面会に行くと早速子どもに言われます。「私、もうよくなっていると思うの」「こんなところにいるとおかしくなる」「家で休みたい」……。

入院したばかりなのにと思いますが、目の前で哀願している子どもはかわいそうです。「先生に頼んで！」と言われて、つい「一緒に先生に話をしよう」と約束します。「いつまでここにいればいいの？」などと言われ、「あと2週間かな」などと言ってしまったりします。さらには「先生がいいって言ってくれないから駄目だよ」と言ってしまうこともあります。

患者さんと面会するときに気をつけなくて

はいけない点がいくつかあります。患者さんの治療のために必要なこと、精神科の病院であるゆえに気をつけなくてはいけないこと、病院であれば気をつけなくてはいけないことがあります。

治療のために必要なこと

①患者さんの言動に振り回されない

前の章でも述べたように、この時期には「帰りたい症候群」があり、一生懸命、家族に訴えてきます。まだ自分が病気である自覚がない、自分を客観的に見られない、症状として落ち着かないため、などが考えられます。

これらの言動に振り回されないことが大切です。かわいそうになって、または押し負けて、いついつまでに退院できると言ってしまうと、患者さんはそれをタテに退院を迫ってきます。結局、約束が守られませんから、患者さんは家族に敵意を示したりするようにもなります。

医師のせいにしてしまうことは、退院の日を決めてしまうよりはよいのですが、今度は医療者側と患者さんの間で退院に関しての押しあいが始まり、面接をしてもほとんどの時間がそのことで費やされてしまうなど、治療の障害になってしまうことがあります。

入院時やそのあとの面会、面接においては、医師や看護師との話のなかで決まっている治療方針を繰り返し、患者さんと家族が何のために、どのような治療をしているかを確認しましょう。家族のなかで治療に関しての意見が分かれていると、何より患者さんが混乱してしまいます。家族間で話し合いを持って、意見のぶれがないようにしましょう。

意見の相違があっても、それを患者さんに直接ぶつけたり、果てには患者さんにどちらにするか判断を迫るのは、患者さんを追い詰めることであり、決して行ってはいけません。

②患者さんを安心させる

患者さんはさまざまな不安を抱えて入院しています。このため家族は患者さんの味方であること、入院前に抱えていた問題も、今、焦って対応しなくても大丈夫であることを伝えてあげましょう。面接の前にこのような調整をしておくことが必要です。

たとえ安心させるためであっても、嘘をついてしまうと、そのあとの治療や信頼関係に支障を及ぼします。できる限り真実のなかで、患者さんが安心して休養を取れるように話をしましょう。

反対に、職場や学校での問題の解決を迫ったりすると、再び混乱が深まり、気持ちが焦って落ち着かなくなってしまいます。患者さんを責めたり、早く治って帰ってきてなどとせかすことは、患者さんの気持ちを不安定にさせ、よけい治療に時間がかかることになりかねません。

家族も、患者さんのことで不安になったり、苦境に陥ったりすることもあるかと思いますが、家族も余裕を持った生活をすることが大切です。そうすることで、患者さんに余裕をもって接することができます。

患者さんは入院しているのですから、家族も十分な睡眠を取って、ときには病気のことから気持ちを自由にしてリラックスする時間を作ることが、むしろお互いのためになります。

家族と会うことで、よけい混乱したり、怒

り出してしまったりする時期もあります。病院のスタッフと相談して、そのような場合には短時間で面会を切りあげましょう。経済的な問題などは精神保健福祉士に相談してみましょう。何らかの方策が見つかるかもしれません。

精神病院ゆえに必要なこと

精神病院ではさまざまな患者さんが入院しています。特に急性期の患者さんは、混乱しているため危険な状態になることも可能性として考えておかなくてはなりません。

危ないもの、はさみやカッター、ナイフなど先の尖ったもの、紐などは持ち込み禁止になっている病院が多いはずです。ライターやマッチなども病院に持ち込まないでください。

また、高齢の患者さんもいて、食べ物の飲み込みに問題のある人もいます。安易に食べ物をあげたりすると、それが元で窒息することがあったりします。お菓子などは看護者に確認し、許可されても病棟に持ち込まず、看護室で預かってもらうとよいでしょう。

一般の病院でやるような隣の患者さんに食べ物をご挨拶であげたり、お見舞いの食べ物を配ったりすることも、思わぬ事故の元になりますので行わないでください。

病院で気をつけてほしいこと

どこの病院でもそうですが、面会時間はできる限り守りましょう。治療プログラムや検査などが入っていることがあり、治療上好ましくありません。また、看護師さんの数が足りないために、面会時間まで長く待たされることもあります。

病院では、医療器具と電波との干渉の問題もあり、携帯電話の持ち込み、使用は禁止されていることが多いようです。

インフルエンザやノロウイルスなどは爆発的に流行し、体力のないお年寄りには致命的なダメージを与えることもあります。それらの病気の病院への持ち込みは、厳に気をつけなくてはなりません。咳、発熱のある方、下痢、嘔吐している方は面会を見合わせ、症状が治まって3日以上たってからの面会としましょう。

まとめ

面会で大切なことは、患者さんの言動に振り回されないこと、安心させてあげることです。家族は患者さんの味方であること、いつも心配していることを伝えましょう。

精神病ならでは、精神科病院ならではの注意点もあります。もし迷うことがあったら、職員に相談しましょう。

精神科のリハビリテーション

リハビリテーションの本来の意味

リハビリテーションという言葉で、どのようなことを考えますか？　定義的には「ひとたび失われた個人の名誉や権利の回復、復権」であり、政治的失脚や宗教上の破門からの復権として用いられている言葉です。

現在の精神医学では、「疾病やそれによる障害によって喪失、あるいは低下した機能や権利の回復」と考えるとよいでしょう。

具体的には、統合失調症により、幻覚や妄想などの陽性症状、引きこもりなどの陰性症状が生じます。このため食事を摂ったり、排泄をしたりする基本的な機能から、他の人と過ごしていく能力、気持ちを通わせる力などが障害されることがあります。

このような能力の障害が現実に家庭生活や、社会生活に不利をもたらしてしまいます。病気の急性期に症状としてあらわれた攻撃性、暴力、易怒性《いどせい》（怒りやすい）などによって、周囲もつらい思いをして、心に傷を負っています。それまでは良好であった家族関係が壊され、家族は患者さんを腫れ物に触るように扱い、両親は早く帰ってくるように言ったりしますが、兄弟などは「当分入院して」などと言ったりします。

職場では、患者さんが職場を離れたために、その分カバーしたり、混乱のなかで問題が生じてしまった取引先とのやり取りを修正した人もいます。職場も人員不足では成り立ちませんから、入院が長くなると患者さんの代わりに人員の補充もされていきます。

病気による集中力の低下、持続力の低下、突発事項への対処能力の低下もあり、これも復帰を妨げます。このため疾患レベルでの治療に加えて、それによって生じる能力の障害に対する訓練、指導と社会的な問題に対するアプローチとが必要になってきます。

精神の病気にかかるということ、精神に障害を持つということで、さまざまな権利を失ってしまっているのです。精神科におけるリハビリテーションは、作業療法士や理学療法士による作業療法や理学療法のみではなく、精神保健福祉士による、社会資源の活用や住居探し、職業探し、訓練なども含まれていると考えてよいでしょう。

リハビリテーションで大切なこと

リハビリテーションを考えるうえで大切なことは、患者さんを画一的にみな同じ目標で考えず、一人ひとりの性格や能力に応じた目標設定が必要であるということです。それには病前の適応レベルを参考に、現在のレベルと比較して当面の目標と将来の目標を定めましょう。目標を定めるときは患者さん本人も含めて、できるなら家族、治療スタッフが集まり、定めていくのが理想的です。

そのなかで、もっとも大切なのが本人の意向であり、周りの人間の理想を押しつけないことです。本人の希望が高過ぎると考えられた場合には、より具体的な当面の目標を定め、それを目指していく過程で、現実的な目標に設定し直します。

注意が必要なのは、家族の希望が無意識に患者さんに意識され、もしくは家族の雰囲気から患者さんが気を遣って、高い目標を定めることです。やっと退院したばかりなのに、すぐに就職を目指す、復学や進学へ向かおうとすることなどです。

あまり高い目標は、やる気をそぎ、希望を失わせることにつながります。具体的で身近な目標を定め、それが達成されるごとにみんなで喜びあい、支えあい、次の目標を定めていくのがよいでしょう。

もしも目標が達成できなかったとしても、その目標に向かって努力したこと、頑張ったことを認め、それを喜びましょう。少なくとも前に向かっていく気持ちはあったわけです。努力したのです。

家族が気をつけてあげること

家族にとって大切なのは、患者さんの将来に必要なことを考えながらリハビリに一緒に取り組んでいくことです。厳しいことを言えば、親は先に死んでしまいます。そのあとを兄弟に託すのはあまりに酷と言えましょう。

といって、あとを託すつもりで病気のことを隠して結婚させても、後日、病気だったことが明らかになったとき、配偶者は決して許してくれません。お互いを傷つけあった末に、最後には離婚することになってしまいます。

一方で、病気のことを理解し、スタッフもうらやましがるほど仲がよく、病気と立ち向かっている夫婦もいます。病気にかかわらず、正直がいちばんのようです。

両親は自分たちが生きているうちに、自分たちが面倒をみられなくなったときも患者さんの生活が成り立つように、社会資源の活用、年金の取得、グループホームの活用、作業所の手配、場合によっては後見人を定めたりしておくことも大切です。このことは患者さんのみならず、残った家族の苦痛を減らすこととなります。

また、患者さんの能力の限界を見極めることも大切です。それぞれの人に適した処遇をすれば、長い期間、安定した生活が送れるようになります。やみくもに病院を退院して社会復帰すればよいというものでもありません。といって、一生、病院に入れておくと考えることも極端です。

最近は厚生労働省の指導でも、長期の入院を抑制するようになり、病院は短期的に治療を行うことが主たる任務になろうとしています。自立支援法によるグループホームやケアホームでの生活を考えるのも、一つの選択肢です。

作業療法のあらまし

精神科リハビリテーションの歴史のなかで、これまで大きな役割を占め、今後も期待されているのが作業療法です。

作業療法は一時、生活療法とも言われ、患者さんによる病院業務の補助、食糧生産、場合によっては病院の改築、新築における使役などにも患者さんが使われる事態となり、批判にさらされた時期があります。現在は再びリハビリテーションの考えのなかで、理想に沿った活動が展開されています。

統合失調症の患者さんは周囲の出来事に過敏で、人間関係において距離の取り方が難しくなっています、また他人と何を話してよいかなどの対人関係の技能も低下していることがあります。さらに自信をなくし、自分でできることはないと考えていたり、現実感を失っていたりします。

このような患者さんに作業という媒体を通して、現実の生活のなかでの感覚を取り戻していくのが作業療法です。まだ不安定な時期には、作業療法室という安定した場所で安心感を持たせ、他人と面と向かって会話しなくてはならない苦痛を減らし、作業内容を話題にするなどして、人間関係を持ちやすい状況を設定します。

作業という現実のものに目を向けることで、それまでの自分の心のなかの世界から外へと目を向けるきっかけを提供します。作業の中身には、自己表現を促す芸術的なもの、衝動の発散を考えた体育や競技的なもの、達成感も得られるような生産的なものまであります。

SSTのあらまし

社会的技能訓練（SST＝ソシアル・スキル・トレーニング）は、統合失調症の患者さんの苦手な対人関係や、病気によってできなくなってしまった、または習得することができなかった社会で、生活していくうえでの技能を身につけていく訓練です。

対人関係については、具体的な場面を想定して集団でその対応策を考え、練習して身につけていきます。たとえば買い物の場面でどうやってお金を払ったらよいのか、父親と話すとき緊張してしまうが、どう対応したらよいのかなど、患者さんの困っている場面を出してもらい、それをみんなで考えます。

また、料理の作り方、買い物の仕方、お金の管理方法、掃除の仕方など、具体的な生活についての訓練も行っていきます。

これらの習熟や回復の速度は患者さんによって異なっています。ＳＳＴなど行わなくても、一通りのことができる方、何年かかっても習熟できない方もいます。それぞれの方の力を見ながら、根気よく行っていきます。

作業療法、ＳＳＴの必要性、適応については、担当の医師や作業療法士、臨床心理士などと相談するとよいでしょう。患者さんの障害の程度、社会的技能の習熟度により適応は異なりますので、患者さんを焦らせてはいけません。「こんなことができないのか」などと頭ごなしに言ってしまうと、患者さんはやる気を失ってしまいます。

達成された事柄や作品を見て、一緒に喜んでください。患者さんの心に寄り添っているあなたなら、本当にうれしいはずです。

まとめ

リハビリテーションは、患者さんが病気によって失った機能や、社会的不利益などを回復する包括的な概念です。

機能回復のための作業療法などの狭義のリハビリテーションに加え、その後の生活を支え、人生設計を考えることも大切なリハビリテーションとなります。患者さんに寄り添い、リハビリテーションを行っていきましょう。

陰性症状への対処

Bさんの転機

Bさんは30年来、病院で入院していた患者さんです。若いころには統合失調症による幻覚、攻撃性に加えて、飲酒をしたうえで兄の家に怒鳴り込んだり、兄嫁を困らせたりしていました。入院して電気痙攣療法と抗精神病薬による治療がされました。

1年ほどして比較的穏やかに病棟で過ごすようになったので退院しました。ところがすぐに薬を飲まなくなって、以前の状態に戻り、困ったお兄さんが病院へ相談、再入院となっています。

前回の退院で、あっという間に悪くなったこと、再入院後もしばらく兄や兄嫁に攻撃的であったことから、家族の面会も遠のき、Bさんは1年のほとんどを病院で過ごすようになりました。お兄さんが外泊を許してくれるのは年に2回、お盆と正月だけでした。その後は盛んな作業療法への参加などで、それなりの活動性は保たれていました。

しかし、入院から20年たち、私が初めてお会いしたとき、Bさんは意欲を見せることが少なく、言葉も少なくなってきたため、病棟で行われていた作業療法に参加し、農耕作業で芋を掘ったりしていました。それでも作業療法のない日には、同じテーブルの席に座って、お茶ばかり飲んでいる生活でした。

Bさんの意欲や気力の低下は、生活療法への批判から、病院内での生産的な作業療法や清掃などの仕事が使役にあたるとしてなくなり、院内での役割がなくなってからのことでした（私が出会う5年前のことでした）。

自分は患者だから掃除なんかしなくていいと言い、部屋は汚し放題。床が汚れたら掃除の人を呼べばいいなど、自分でできることすら「使役にあたる」ということで行わないようになりました。それには行政からの強い指導も関係したようです。

一つの転機は、数年前にそれまで用いられていたコントミンという従来型の薬から、ジプレキサという第二世代抗精神病薬を用いるようになったことです。これを用いるようになってから、小刻みで、転びそうで、困難になりつつあった歩行が自然に近くなり、少しずつですが、物事に積極的にかかわるようになりました。

このころ、ちょうど社会復帰施設が多く作られ、その一つの見学に出かけて行きました。

その後、その施設への外泊を繰り返し、退院していきました。施設では料理の作り方、買い物の仕方、入浴のルールなどについて職員から手ほどきを受けながら、昼間はデイケアに通って元気に生活するようになりました。

感情の起伏がなくなり、物事を考えたり、自ら行動したりする能力が減退し、動きがなくなる、会話も言葉が少なく、語彙《ごい》も減少するような症状を陰性症状と言います。

陰性症状は統合失調症自体の症状であることは確かですが、長期にわたる精神科への入院や抗精神病薬の影響を大きく受けることが推定されています。ウィングらの１９７０年の報告にもあるように、統合失調症の患者さんは、周囲の環境の影響を受けやすい面を持っているようです。

自分の責任で物事を行う。自分が汚したら自分で掃除する。自分の部屋は自分できれいにする。こんなあたり前のことは、やはりあたり前に行われるべきだと思います。

Bさんは決してその能力がなかったわけではありません。その証拠に、社会復帰とその後のリハビリテーションによって、現在は身の回りのことはほとんどできています。

統合失調症にかかっていても、入院中であっても、自宅にいても、その基本は「人間」です。できないことはまだしも、できることに関しては本人が行うべきでしょう。そのことが自分の役割を自覚し、居場所を見つけることになり、将来につながると考えます。

過剰なホスピタリティ(患者さんへの厚遇)は、患者さんの陰性症状を強め、できることもできなくしてしまいます。子ども扱いしたり、甘やかし過ぎてはいけません。それは子どもを育てるときと同じです。できることを認め、それを伸ばせるように少しずつ、患者さんが焦らないように対応していきましょう。

陰性症状と抗精神病薬

抗精神病薬の陰性症状に対する作用は、主として非定型（第二世代）抗精神病薬についての話となります。病気のあらましの項目で、陰性症状がある方では、陰性症状ゾーンでドーパミン系の神経伝達が減少しているという話をしました。

第一世代抗精神病薬では、強力なドーパミン拮抗作用を持っていますので、陰性症状ゾーンでもさらにドーパミンを低下させ、副作用としての抑うつや発動性の低下が考えられていました。

ところが、第二世代抗精神病薬（リスペリドン、ペロスピロン、オランザピン、クエチアピンなど）は、セロトニンとドーパミンの両方の神経系の阻害作用を持っているので、陽性症状ゾーンではドーパミンの作用を抑え、陰性症状ゾーンではセロトニンの過活動によって、抑制されていたドーパミン分泌が戻り、陰性症状の改善も期待されました。

また、最近発売されたドーパミン部分作動薬（アリピプラゾール）では、ドーパミンへの作用をある程度持っているため、脳内のいずれの部位でもドーパミンと結合することにより、適切なドーパミン系の神経伝達が誘導されます。このため、ドーパミン神経系の作用が亢進している陽性症状ゾーンではそれを抑え、低下している陰性症状ゾーンではそれを上昇させると説明されています。

さらにオランザピンやアリピプラゾールなどは、神経伝達のみならず神経保護作用を持つことが報告され、このことも陰性症状の改善に貢献している可能性があります。

まとめ

陰性症状は統合失調症の症状ですが、この症状には環境的要素が大きく関係します。本人ができることはしてもらい、役割を担ってもらうとよいでしょう。

薬物療法としても、第二世代抗精神病薬は陰性症状にも効果が期待されています。

学校や職場との関係

病気で休まなくてはならないとき

統合失調症により不調をきたしたとき、学校や職場とどのようにつきあっていくかは大切な問題です。幻覚や妄想などの症状が生じているとき、陰性症状で会話ができなくなり、引きこもって孤立しているときなど、治療の初期はとにかく休養を取ることが大切です。

これには患者さん本人の「気持ちの休養」を取らせることが第一です。精神症状が強いときには、周囲に人がいて会話しているだけでも、ざわめいているだけでも落ち着かず、苦痛であるためです。さらに落ち着かない状態で友人や会社の同僚と一緒にいると、それまで作られた人間関係が破壊されてしまい、周囲の人から、「あの人は変わっている」というレッテルを貼られたりしてしまいます。

学校や職場を休むときには、それぞれの担当の方にお話をすると手続きなどを教えてくれます。この際、有給休暇を使うか、病欠とするかなどの問題がありますので、職場の上司や人事担当の方とよく相談しましょう。

学校や職場から診断書の提出を求められることもあります。これは主治医に相談して書いてもらうことができます。この際、職場、学校との今後のつきあい、影響などを考慮して、どのような診断書を書いてもらうか、主治医とよく相談することが大切です。

統合失調症という診断名は、まだまだ偏見の元になっていることもあります。嘘は診断書には書けませんが、そのときの症状から「自律神経失調症」「抑うつ状態」「神経衰弱状態」

などの診断名が適応となることもあります。

職場との関係で問題になることが多いのは、表面的に症状がおさまり、学校や職場へ復帰するときです。統合失調症では長期の経過のなかで治療が困難な方もいれば、初期の介入がうまくいって安定したときには、数カ月もたたずに比較的安定した状態になることがあります。比較的速やかに安定された患者さんでも、学校や職場への復帰には気をつけなくてはならない点があります。

社会復帰は、治療の仕上げ

リハビリテーションの項目でもお話ししましたが、統合失調症の治療は、初期の外来、または入院治療における症状の緩和と生活能力の回復の段階、小さな基礎集団のなかでの適応の段階、社会への適応の段階と進んでいきます。学校や職場への復帰はこのなかでも最後の社会への適応の段階です。

社会に適応するには、日常生活が通常にこなせ、病院の病棟内、家庭や友人のなかでの対人関係が、緊張感なく穏やかに、自然に取れるようになっていることが大切です。これは子どもの成長過程と類似しています。

子どもはその成長のなかで、まず両親との関係、それから親戚との交流へと進み、友人を作り、幼稚園などの小集団、学校へと進み、最終的に社会へ旅立っていきます。人間関係においてより大人の成熟した対応を求められるようになっていきます。

段階を上げるごとに、その集団ごとのルールを守る必要性を経験していきます。一つひとつの段階が成功裏に達成されていることが必要です。一つ前の段階で安定した生活を行えることが患者さんに安心感と自信を与えます。また、失敗したときにいったん前の段階へ戻る選択肢も用意されていることとなります。自宅に帰ってゆったりくつろげるようになっているとよいでしょう。

そのうえで社会復帰を目指し、治療は終結に向かいます。社会復帰は大切な回復過程なのです。

罹患後の変化

統合失調症の方は、家庭内で問題なく振る舞えるようになっていても、いまだそこに病気からくる不安定さを持っています。

陽性症状が残っていて、相手の言った言葉に被害的になりやすい、ときに幻聴に指図され行動が止まってしまう。陰性症状により、感情の変化が乏しく、気力がなかったり、人とつきあうのが億劫になったりもします。

また、抗精神病薬によって行動が緩慢になる、震えが出たりすることもあります。これらがなくとも対人関係で緊張しやすく、環境の変化に弱いことが多くなります。職場にしばらくいるだけで、頭が痛くなったり、腹痛が出てきたり、下痢、吐き気などが出ることがあります。

仕事をしても、何となく集中力、意欲がわかず、数時間もすると、その場にいるのもつらくなってしまう方もいます。このため復帰にあたっては、当初、通常の勤務時間を設定するのではなく、リハビリのつもりで少しずつ職場の環境に慣れ、仕事に適応していくべきでしょう。

具体的には、雰囲気に慣れるために何回か職場に顔を出してみて、患者さんがやれそうと感じたなら、残業のない半日ずつの勤務で開始してもらうことを筆者は勧めています。

この半日も、場合によってはさらに短く2時間ずつにする、不調時には早く帰らせてもらうようにします。

環境的には、休む前に良好に適応していた職場であれば同じ職場をお願いし、逆にそこが葛藤の場であったなら、違った職場にお願いするようにするとよいでしょう。いずれにしても、周囲のものにはわからない患者さんの心のなかでの問題が大切ですので、十分に話を聞きながら進めていくとよいでしょう。

職場によっては復帰のためのプログラムを作っているところもあります。通常そのなかで、復帰が徐々にできるように段階を分けるなどの工夫がされていますので、それを上手に活用しましょう。

ここで大切なのは決して焦らせないことです。家族の考えを押しつけると、そのことで患者さんを追い詰めてしまうことがあります。

社会的な無理解

この段階でも薬物の継続、必要によっては薬物の調整は最も大切な点です。環境の変化が加わりますから、それでなくとも不安感や疲れやすさが出やすいときです。薬はきちんと服用することで精神の安定化を図りましょう。

「完全に治ったら」仕事に行け、「完全に治ったら」仕事に来い、と言う家族や学校、職場の担当者がいます。これまでお話ししたように、患者さんは弱さを持っています。これが完全になくなってから出て来いということは、患者さんの弱さを認めず、結局、出て来

■ 病気への無理解

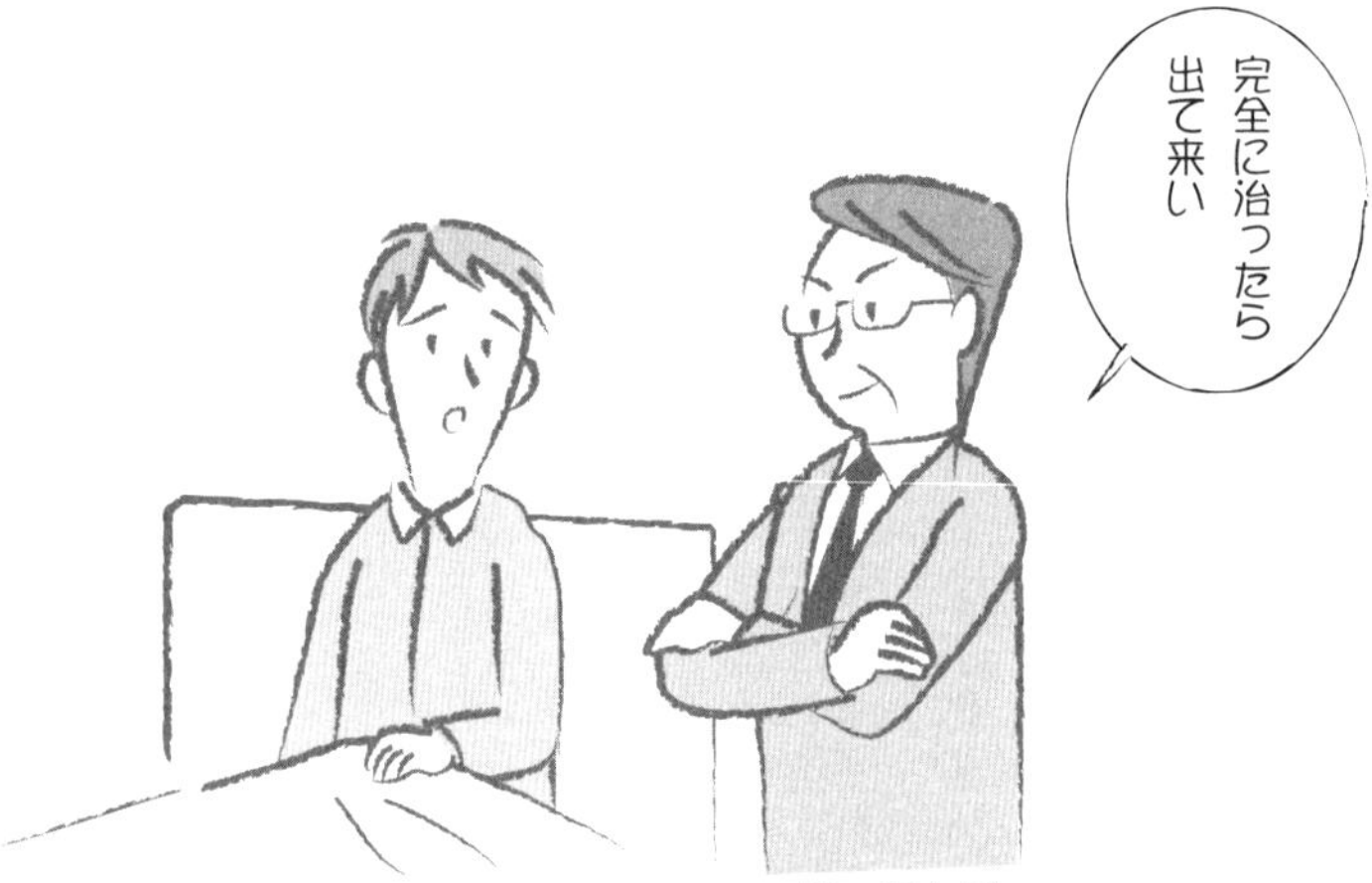

困った上司

るなと言っているようなものです。社会復帰への拒否と同じこととなります。

職場や学校からこのような言葉が発せられたなら、病気のことをまったく理解していないか、わかっていてもその現場への復帰が、環境的に困難であるということになります。

これからは心の時代と言われるなか、このような言葉を発すること自体、とんでもないことです。一人が言っているだけならまだしも、このような理論が堂々とまかり通る学校や職場であったら、こちらからお断りしたほうがよいかもしれません。

まとめ

学校や職場との関係では、具合が悪くなったとき、そして回復して戻るときは特に慎重さが必要です。休みの取り方、診断書のことなど、主治医ともよく相談して対応しましょう。

社会復帰も治療の一つであり、一歩一歩進めていくことです。ときには一歩下がる勇気も必要です。家族はそんな患者さんを暖かく見守り支えましょう。

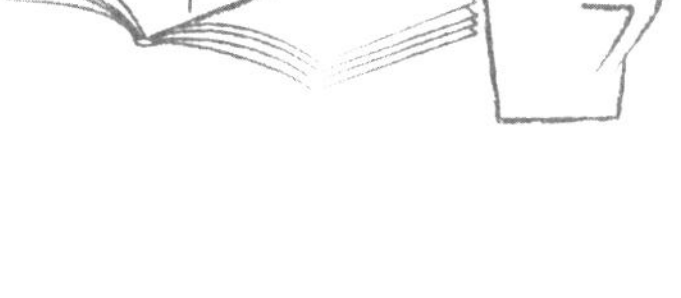

再発をめぐって

C子さんの例

「ごめんなさい、今度は薬を飲むから」。C子さんは繰り返し言います。それは再入院して3週間が過ぎたときでした。

C子さんが統合失調症にかかったのは20歳のころです。みんなに見られている、うわさをされていると言い、両親に連れられて来院しました。

最初は両親も精神科の病院に入れるよりも、自宅で養生させたいと言い、外来で薬物療法が始まりました。しかし、薬を飲んだと言っては捨ててしまうことが続き、結局、周りの目に耐えられないと言って、予定日より早めに外来を受診、入院治療となりました。

入院して服薬が規則的にされると、3週間ほどでこれらの症状もなくなり、明るい顔で退院して行ったようです。退院して最初は1週間ごとに、2カ月目からは2週間ごとの外来治療が行われ、「調子がいい」と口にするようになっていました。4カ月目の受診日に来院せず、翌週に病院から電話をかけたところ、「ここ1カ月ほど薬を飲んでいないけれど調子がいい。もう治ったと思うから受診しない」と言います。薬の必要性を話しても、「でも調子がいいから」と来院しません。

5カ月目のある日、母親から電話がかかってきました。最近怒ってばかりいる。夜も眠らないらしい。部屋からあまり出てこなくなったし、何かを怖がっているようにも見えると言います。それから2週間、いよいよ興奮が高まり、家族に手をあげるなどして、両親と兄に抱えられるようにして来院し、そのまま入院となりました。

繰り返すことの悪影響

再発を繰り返すごとに患者さんの精神症状の回復が悪くなり難治化する、社会への適応能力が低下する、再発しやすくなる、ということが、治療にあたっている精神科医の印象として語られてきています。

実際の臨床場面でも再発したあとの生活能力、社会への適応能力を見ると、再発前より低下していることがあり、同様の印象がありま す。再発は初発の時期同様に対人関係に深刻な危機をもたらすこともあり、さらに「またか」という諦めや信頼の喪失から、社会復帰を妨げるという面もあります。再発はできる限り避けたほうがよいと考えられます。

統合失調症は前述したように、ドーパミンの調節障害があると考えられています。これには体質的な要素もあり、自然に治るものではありません。ドーパミンの活動性を調整する薬を飲むことで、ドーパミン過剰による症状を抑え、またその後の再発を抑える作用があります。このため陽性症状と言われる幻覚や妄想などの症状が抑えられて、患者さんは楽になっていきます。

薬の効果のパラドックス

病気が安定していると、薬を飲んでいても何も変化がないように感じ、何回か薬を忘れても以前のように具合が悪くなることはありません。このため患者さんは薬を試しに抜いてみることがあります。すると、眠気やだるさ、何となく抑えられているような感じなど、程度の違いこそあれ、抗精神病薬により引きおこされていた副作用は軽減します。

一方で症状の再燃もなく、ここで示した患者さんのように、「かえってよくなった」という感じを抱きます。これが大きな落とし穴になっています。薬をやめるとよくなる(?)まさにパラドックスです。

薬を減らしたり、中止した場合、副作用は速やかに消退することが多いのですが、症状(特に幻覚や妄想)は、すぐには再燃してきません。これは薬をやめてもすぐには血中濃度が下がっていかないことと(薬の効果が残る)、病気自体が増悪するまで通常は2週間から長い場合には数カ月かかるためです。

薬をやめて半年もしないうちに、病院へ逆戻りになってしまう方が多いのです。薬の調整は医師と相談して行い、自分で勝手に調整してはいけません。好きで病気になった人はいません。少しのきっかけで、自分が病気であることを忘れたくなります。また、薬をやめたくなります。

ある人は、「もうよくなったんじゃない?」と言う友人の一言がきっかけでした。理解の不十分なご主人が、「子どももほしいから薬をやめろ」と言って、急性増悪した方もいます。

驚いたことに、薬局で「この薬はあなたの症状にはあってないんではないですか」「この薬で太りませんか」「古い薬を使っていますね」などと言われ、薬をきちんと飲まなくなった患者さんもいました。患者さんにかかわる人は、自分の言葉に責任を持つ必要があります。

再発と家族

家族が患者さんを受け入れているかどうか、患者さんにどのような感情を抱いているかを調査した研究が、20年ほど前に盛んになされました。それによれば、家族の感情表出は患者さんの感情表出に大きな影響があると言います。

家族が患者さんに直接言わなくても、患者さんについて語るときに示される感情、患者さんとの間に感じている関係の良好さ、敵意や不満、感情的に巻き込まれているかなどが関係すると言います。そして患者さんの病気のことを家族教室などで学ぶことで、これらが改善することが報告されています。

怠薬《たいやく》と言いますが、服薬が継続できず、症状が悪化して再入院してしまうことがしばしば認められます。服薬せず、幻覚や妄想が出て家に閉じこもってしまい、ようやく病院へ来たときには急性期の症状がそろっていて、結局再入院になってしまいます。病気を繰り返していくなかで、家族も身にしみて服薬の大切さを理解し、服薬を勧めますが、患者さんは理解してくれないことがあります。

でも病気の初期はどうだったでしょう。病気のことを告げられ、病気を受け入れようと努力する患者さんの横で、「統合失調症なんて信じられません」「ほかの原因があるに決まっています」「ストレスで一時的にああなっただけです」などと言う家族がたくさんいます。

さらに「薬はいつまで飲めばいいのですか」「どうすれば薬をやめられます？」といった言葉も多く聞きます。患者さんに聞くと、「自分の周りに、薬を飲んだほうがよいと言う人と、飲まないほうがよいと言う人がいて困っています」と言うことがあります。「自分ではどうか」と尋ねると、「薬を飲んでいたほうが調子がいいので、飲んだほうがいいと思います」と言います。でも、信頼されている人から、「薬を飲んでいるうちは治っていない、薬をやめたほうがよい」などと繰り返されると、ついつい薬を休んでしまうようでした。

このような家族の言葉は長く患者さんの意識に残ります。薬を飲んでいると病気、薬は飲まないほうがよい。この言葉は、「ひょっとして自分はもう治っている」「本当は病気ではない」という患者さんの希望を事実のように感じさせます。

そして長い年月のうちに、それが定着してしまうことはないでしょうか。家族も患者さんと同じように病気と向きあい、闘っていくことが必要です。家族が「病気ではない」「薬はいらない」などと、たとえ一時であれ患者さんに言ったなら、その影響ははかり知れないのです。

再発の徴候のいろいろ

病気の再発も突然あらわれることもありますが、通常は何らかのサインが認められます。

再発の徴候としては、病気の初期に認められた症状が多くみられます。家族が気づきやすい変化は、表情がきつくなった、小さなことを気にしてまた怒りやすくなった、音に敏感でささいな音にびっくりする、などでしょうか。

一見、よくなったようで実は再発の徴候であるのが、元気になった、積極的になった、というときです。急に異性に告白したり、仕事を探しに行ったりします。もう大丈夫と言って、家族を安心させたりもします。自己主張が強くなり、食べ物の好き嫌いもことさらに強調したりします。

家族がふと気がつくと、妙に患者さんに対して気を遣っていたり、心配していたりすることがあります。これは無意識に患者さんの行動の異常を感じ取っているためで、これも大切な再発の徴候です。

これらのサインを感じ取ったら、主治医や訪問の看護師など病院関係者に相談しましょう。速やかに対応できれば、外来で薬を調整したり、投与方法を工夫したり、デイケアの利用をしたり、仕事や学校へ行っているなら、休養のために少し休む、環境を調整するなどで回復できることがあります。

病初期のように興奮や、幻覚妄想が激しくなりそうだったら、そのときは速やかに再入院も考慮したほうがよいでしょう。

薬物の減量と中止について

最後に薬の中止と再発についてですが、怠薬すると1年以内に約半数が再発すると言われています。長期に見ると怠薬して3年でほぼ100%が再発すると言います。このことから服薬の中止にはかなり慎重な判断が必要であることがわかります。安定した期間が3年以上続くと、再発が減るという報告もあり、最低でも3年は安定した状態が続くことが必要です。

薬物の減量については、環境が良好で、家族の感情表出も良好で、家族内にほかに同じ病気の人がいない、教育レベルが高い、比較的高齢で発症しているなど、危険因子が小さいことを確認したうえで、さらに慎重に行うことが必要でしょう。患者さんの安全を考えるならば、安易に中止は考えないほうが望ましいでしょう。

まとめ

統合失調症の再発予防の基本は薬物療法の継続です。薬をやめると一時的に状態がよくなったように錯覚しますが、その後、徐々に病気が勢いを取り戻し、何らかのきっかけで再発します。

薬を続けて飲むことは、面倒でまた困難なものです。家族や周囲の方の誰か一人でも、「病気ではない」、「気持ちの問題」、「薬なんかやめたほうがよい」などと口にすると、それをよりどころに薬を中止し、その後、再発してしまうことがあります。

周囲の方の理解と協力が再発予防のカギとなります。

第2章

うつ病

うつ病のあらまし

うつ病への偏見

うつ病は最近では「心のかぜ」と呼ばれ、精神の病気のなかでは比較的一般に受け入れられている病気と言えます。

意欲がわかない、集中できない、気分が悪いなどの訴えで、仕事や学校を休んだりすると、以前ではサボっていると受け取られることが多かったようですが、最近では病院でうつ病と診断を受け、必要に応じて診断書をもらい、休むことができるようになってきました。

うつ病に関する講演会も多くなされ、うつ病に関する理解は進んできています。ところがいまだに、精神科医からの正式な診断書をもってしても、「サボっている」「医者をだまして診断書を書かせた」などという目で見られ、職場や家庭で患者さんが針の筵《むしろ》の上にいるような気持ちになってしまう、そんなことがあるようです。

うつ病は、ストレスと密接に関係した病気で、ストレスの負荷が大きいと不調を呈することが多いものです。このため大きなストレスは避けざるを得ないのですが、それが「大変なことがあると逃げる」、「簡単なことしかやらない」、あげくの果てには「うつと言えば許されると思っている」などという評価につながってしまいます。

苦難や障害は乗り越えるためにあるもので、それを乗り越えなくては次の段階へ向かうことができないというような根性論が、いまだに日本の社会には根強いようです。一面、真理もあるのでしょうが、この考え方は、うつ病の治療という面から言えば、大きな障害となるものです。うつ病の人とともに暮らし、ともに働くには、うつ病について正しく理解して対応することが大切です。

うつ病の歴史的考察

うつ病は古来メランコリーと呼ばれていました。古代ギリシャでは黒胆汁という体液の病気であるとされていたようです。この時代には、体の各器官の機能もよくわかっておらず、さまざまな病気が体液の不調によっておこるという考えが広まっていました。

うつ病が脳の病気であることを唱え、またその教科書が日本でも初めて用いられたのが、グリージンガーの『精神病の病理と治療』でした。その後、ミュンヘン大学のクレペリンが自ら書いた教科書を改訂するなかで、早発性痴呆（現在の統合失調症）と、躁うつ病の2つの疾患群に精神病を分けたのです。日本では東京帝国大学の呉秀三が定期性精神病であると、その教科書のなかで記載しています。

この当時は、治療法もありませんでしたが、1950年ごろには、降圧薬のレセルピンが抑うつをもたらす場合があることが知られ、その後、神経伝達物質の発見が相次ぎ、また、イミプラミンという薬が抗うつ薬として用いられるようになりました。治療の方法がないとされていた精神の病気が、脳の病気として診断、治療がされるようになったのです。

うつ病は診断基準の国際化の波により、感情障害として、そして現在では気分障害として大きくまとめられています。

うつ病の診断

うつ病は、気分障害としてまとめられていると言いましたが、気分と感情、情動は異なった概念と考えられています。

簡単に言えば、「感情」は人間が感じているもののうち、快・不快を伴ったものを総称して言います。そのなかでも「気分」は長く続く感情状態であり、「情動」は反応性の短期的な感情変化を言います。相互の関係では気分や情動は感情に含まれます。気分障害と言われるうつ病、躁うつ病などは、「一時的な感情」の問題ではありません。

試験で点が悪かったと落ち込む、失恋で落ち込む、ご飯がおいしくないと言って気分を害する、これらは一般用語としては気分という言葉を使いますが、本来の意味での「気分」ではなく、このようなことがあったからと言って、うつ病とは診断されません。

DSM―Ⅳというアメリカ精神医学会の診断基準でも、「うつ病性障害」という基準では、抑うつ気分が2週間続くこと、興味または関心の障害が2週間続くこととされており、最低でも2週間は継続している「気分」の障害であることが求められています。

うつ病の症状

うつ病で認められる代表的な症状は、気分の障害です。抑うつ気分では、気分が落ち込んでいると自分で感じる、ちょっとしたことで悲しくなり涙が出てくる、何だか不安でいられない、イライラするということが出てきます。

もう一つ重要な症状は興味や関心の低下です。いつもやっていることに興味や関心が持

うつ病の症状1

いつもやっていることに興味、意欲がもてない

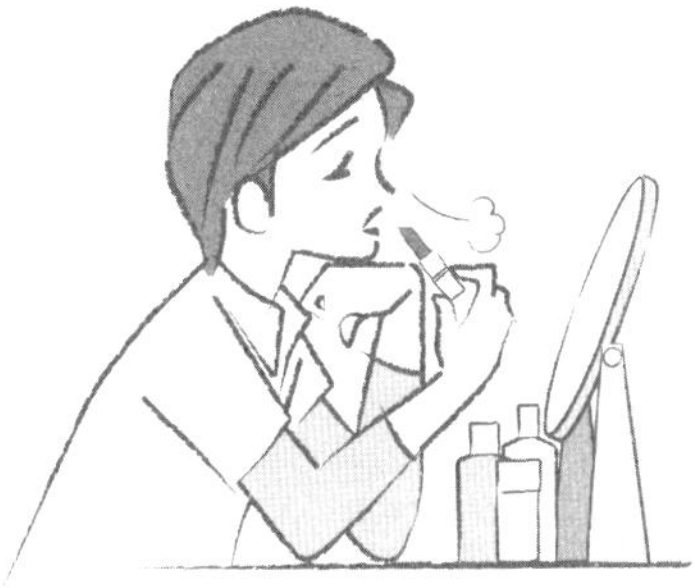

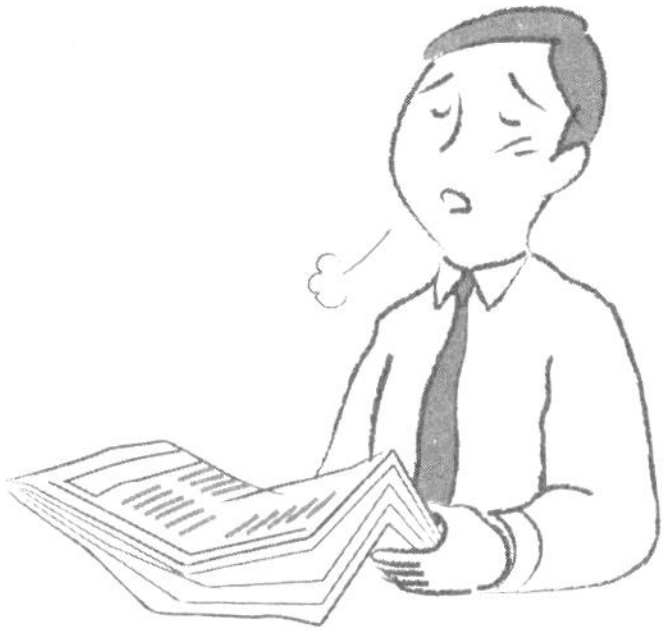

- 朝新聞を読む気がしない
- 趣味をするより寝ていたい
- 化粧をするのが面倒
- ランチを食べに行くのが億劫
- 歯磨きをするのも億劫

うつ病の症状2

気分の変化

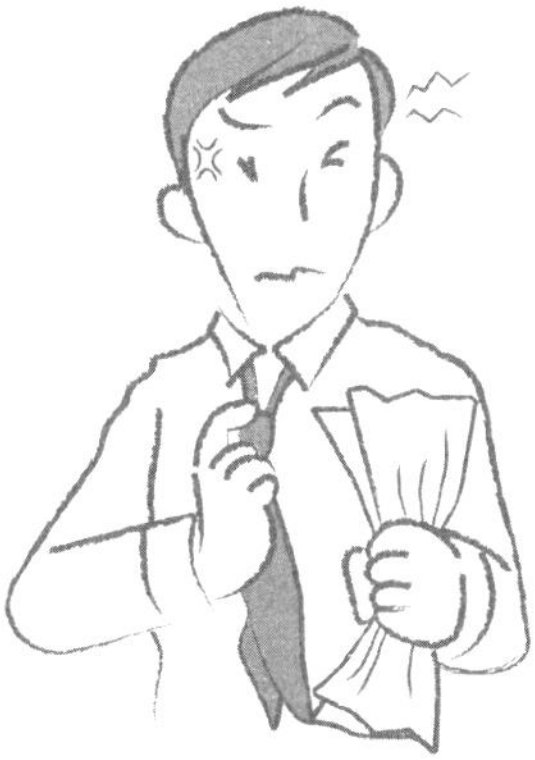

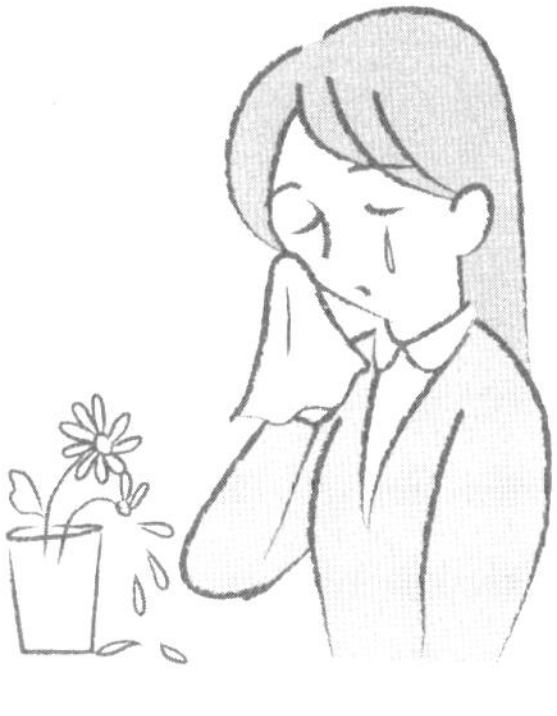

- 気持ちが落ち込んでいる
- ちょっとしたことで涙が出る
- 何もないのに物悲しい
- なんだか不安であせってしまう
- イライラして怒りっぽい

てないというのは、本来なら好きであったことと、何気なく行っていたことができなくなることです。男性では、朝、新聞を読む、コーヒーを飲む、テレビでニュースを見るなどができない。女性では、化粧をする気になれない、お弁当を作る気がしないということが出てきます。

気分の障害や興味、関心の低下以外にも、朝早く目覚めることが多い、午前中調子が悪く、午後になると改善してくるという気分の日内変動も見られます。

また、重症の場合には、①自分が小さい、取るに足らない人間と感じたり、②自分が大変な罪を犯してしまった重罪人である、③借金が多くて破産してしまうなどの、３大妄想が認められることもあります。

この妄想が認められたときには、うつ病が重症と考え、早めの対処を考えたほうがよいのです。

うつ病をほかの身体の病気と混乱させるのが、頭痛や腰痛、胃痛などの身体症状です。これらの症状が強く訴えられることから、うつ病が見過ごされることがあります。また、頭痛があるから元気がない、気力がないなどと、前後関係を決めつけて判断してしまうこともありますが、頭痛薬をいくら飲んでも改善せず、抗うつ薬を飲んだら速やかに改善したということも多く認められます。気分の低下や興味、関心の低下が認められたなら、専門家に相談することが必要です。

同じ気分障害の躁うつ病では、抑うつ状態では同様ですが、躁状態では気分が高揚し、上機嫌で、易怒《いど》的（怒りやすい）であり、攻撃性が高くなります。活動性も亢進し、話をするにも声が大きく、威圧的で、自信にあふれた状態です。

うつ状態では患者さん本人が困惑し、落ち込むのですが、躁状態では周囲の人や、ときにはまったくの他人にも攻撃的になってしまい、困ることがあります。

うつ病の本態

気分障害、そのなかでも特に躁うつ病は、遺伝的な要素が大きいことが予想され、それに対して遺伝学的検討が繰り返し世界各地で行われてきました。その結果はやはり、特定の遺伝的な問題に帰結できないというものでした。

現在のところ、明らかで信頼してよさそうな説は、うつ病の人には抗うつ薬が有効であり、抗うつ薬はセロトニンやノルアドレナリンといった神経伝達物質を脳内で増加させること。このためうつ病ではこれらの神経伝達に調節障害が生じているのであろう、ということです。

一方で、うつ病になりやすい性格が報告され、うつ病を誘発する事柄が認められます。それは主として喪失体験で、親しい人の死や離婚、職を失うなどの喪失のあとで、抑うつ気分が始まるものです。そのほか、昇進、引越し、新築など一見喜ばしいことでも、心理的な負担が増えることで、うつ病が誘発されることも知られています。

典型的には、うつ病になる方は几帳面で生真面目、仕事をサボることができず、ひたすら業績を上げようとしている人です。テレンバッハがメランコリー親和型と呼び、他人のために生きているような生き方をしているとも言われます。

このような人が、かぜなどの病気やケガによって、あるいは同僚の退社による仕事量の増加などから、本人の理想どおりに仕事がこなせられなくなり、それでも仕事にしがみつき、何とか達成しようとしているうちに疲弊し、うつ病になってしまいます。

典型的なうつ病の方は、仕事をしたくてもできないのであり、決してサボっているのではなく、仕事ができないことを苦痛に感じているのです。そのため、頑張れなどの激励は有害であると考えられています。

このような典型的なうつ病は、几帳面で仕事熱心、仕事上で自分の立場を確立している人によく認められます。一方、現在の社会の変化により、終身雇用は夢物語になり、仕事=人生といった考え方が希薄となってしまい、そのような自分自身の立場を形成することが難しくなっています。メランコリー親和型の人が生きづらい世の中になってしまいました。

最近では、社会性を確立（仕事上で自分の立場を確立）する以前の人におこるうつ病が認められてきています。このような方のうつ病（新型うつ病などとも呼ぶ）では、症状も典型的なうつ病とは異なり、仕事にしがみつくことなく、容易に休んだり辞めたりもします。このため、医療側の対応も多少異なったものが必要かもしれません。

実際、このような方のうつは「サボっている」「怠けている」と捉えられやすく、会社を休んで休養を取ると言って、実は海外旅行へ行ったり、温泉に行ったりしているケースがあります。休養と薬物療法以外に、社会での生き方も課題になってきます。

うつ病の診断上の問題

うつ病という言葉が広く認知され、抗うつ薬として*ＳＳＲＩやＳＮＲＩと言われる比較的副作用が少ないと（製薬会社が）いう薬物が普及しました。

うつ病の診断も、ＤＳＭ―ⅣやＩＣＤ―10という、そこに列記している症状がそろえば診断がつくという簡単な基準により判断されるようになりました。ＳＤＳと言われる簡単なうつ病評価尺度を用いて、ある点数だったらうつ病といってＳＳＲＩを処方されたという話も聞きます。

うつ病が認知され、治療への垣根が取り払われていくのは非常に好ましいことですが、一方で、うつ病概念の拡大が大きな問題となってきています。抑うつ状態を示していてもうつ病ではない、という患者さんたちの問題です。

このような患者さんたちのなかには、実はほかの精神疾患が見過ごされ、ＳＳＲＩで改善が見られないか、場合によっては本来の精神疾患が増悪《ぞうあく》してしまうことがあります。

＊ＳＳＲＩやＳＮＲＩ

従来はうつ病治療には三環系（あるいは四環系）と呼ばれる抗うつ薬が用いられていましたが、この薬はさまざまな作用を持ち、そのために副作用も生じやすいものでした。新たに開発されたＳＳＲＩはセロトニン系に、ＳＮＲＩはセロトニン系＋ノルアドレナリン系に選択的に作用します。このため副作用も少なく、より安全に用いることができます。

ＳＳＲＩは「選択的セロトニン再取り込み阻害薬」の略、ＳＮＲＩは「選択的セロトニン・ノルアドレナリン再取り込み阻害薬」の略です。

うつ病の治療

うつ病は本来的には抗うつ薬で治療します。最近のＳＳＲＩ、ＳＮＲＩは非常に有効な手段となっています。これらの薬物で無効な場合には三環系や四環系と言われる古いタイプの抗うつ薬を用います。筆者の印象では、いまだに最強の抗うつ薬は三環系の抗うつ薬であると感じています。

抗うつ薬の効果が認められないか、不十分な場合には、気分安定薬、ホルモン療法、第二世代抗精神病薬が用いられます。

第二世代抗精神病薬は、適応疾患として統合失調症しか認可されていないために、薬局で薬の説明をしてもらい、インターネットで調べて、「私は統合失調症ではない」と服薬を拒否する方がいます。

ここで述べた治療薬は、有効性についての論文も多数出されたものです。主治医の先生とよく相談して使ってもらいましょう。

さらに重症で、薬物療法で効果が認められないか、症状が激越で緊急の治療が必要な場合には、修正型電気痙攣《けいれん》療法を用います。これは全身麻酔をしたうえで頭部に電流を流し、神経伝達を修正するものです。最近では有効性も高く、安全性が高い方法と言われています。問題点は効果が長く続かないことです。これに関しては薬物療法と組みあわせたり、修正型電気痙攣療法を維持療法として用いたりします。

うつ病になりやすい性格も明らかとなってきていますので、その人の考え方を修正する方法（認知行動療法）も行われています。これについては後述（125ページ）します。

躁うつ病の治療

同じ気分障害のなかに躁うつ病がありま す。躁うつ病は、うつ病とは異なった治療法が必要と考えられています。

抗うつ薬を用いると、躁転《そうてん》と言われる躁状態への移行が認められたり、病気のあらわれるサイクルが早くなってしまうことが知られています。このため躁うつ病の治療は、まず第一に気分安定薬を用います。気分安定薬を中心に、躁状態が激しいときには抗精神病薬を用います。

反対に、抑うつ状態では抗不安薬や、抗うつ薬を慎重に用いることもあります。これらの治療が有効でないときなどは、修正型電気痙攣療法を行います。

うつ病の経過

うつ病では、ある時期に抑うつ状態があらわれ、そして一度は消退し、再びあらわれるという相性《そうせい》の経過を示します。

このため薬物療法においても、症状がおさまったからと言って、すぐに薬をやめてしまわずに、維持療法として治療を継続することが勧められます。最低でも症状が落ち着いてからも、半年は治ったときの量で薬物を継続し、その後、減量を考えるとよいでしょう。

薬物の急激な減量や中止は離脱症状と言われる、手の振るえ、発熱、発汗などが生じることがあり、それがなくても数カ月のうちに抑うつ状態が再発してしまうことがありま す。主治医とよく相談し、慎重な減量、中止が望まれます。

まとめ

うつ病は気分障害のなかに含まれる、まさに気分の障害です。脳内の神経伝達物質であるセロトニンやノルアドレナリンの調節障害から症状がおこっており、治療はこれらの調整を行う薬＝抗うつ薬を用います。患者さんによっては典型的な症状を示すうつ病ではない場合もあり、診断や対応の仕方に困惑することもあります。

また、抑うつ状態を示すことがあるほかのさまざまな病気があるため、「落ち込んでいる＝うつ病＝ＳＳＲＩで治療」などという単純な考え方をすると、症状が悪くなったりすることがあります。専門家による診断と治療が望まれます。

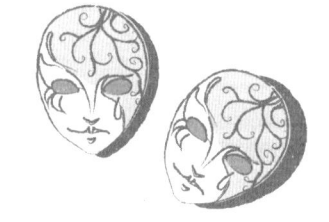

気分の落ち込みのひどいとき

40歳代のDさんの例

Dさんは40歳代の男性（国家公務員）です。ある県の出張所に勤務して5年目になります。業績が上がり、認められて隣の県の出張所の係長として勤務することになりました。もちろん栄転です。元の職場で行われた送別会は、同僚が企画し、ほとんどのスタッフが参加してくれる暖かいものでした。

新しい職場では、早速現場の管理と業者との折衝を命じられました。前任の係長が半年後に退職になるということで、それまでに仕事を覚えなくてはなりませんでした。前の職場では業者との折衝は経験がなく、さらに担当している折衝相手は50歳代の人で、なかなかこちらの思うとおりに動いてくれません。新しい職場の上司である課長は厳しい人でした。折衝がうまくいっていないと見ると、Dさんを毎日叱咤激励します。一方で、現場でも仕事のミスが見つかり、それを処理するために、Dさんの仕事は夜中までかかるようになりました。

睡眠時間を削って頑張っていましたが、5カ月もすると疲労がたまり、家に帰っても目がさえてしまって、疲れているのに睡眠が取れなくなってしまいました。仕事も以前のようにテキパキとこなせません。

机に書類が積み重なっていると、以前は何とか間にあうように処理を始めたのですが、今はつらさが募るばかりで、仕事をする意欲もなく、また書類をめくっても内容が頭に入ってきません。朝仕事に行くと思うと億劫で、それでも数カ月はかろうじて起きて仕事へ向かいますが、異動して7カ月目にはついに起きることができなくなってしまいました。

心配した奥さんが渋るDさんを説得し、精神科クリニックの門を叩きました。クリニックで問診のあとに、うつ病であることが告げられ、抗うつ薬による治療が始まりました。

うつ病になりやすい人

うつ病になる人は、40歳程度の有能で仕事の効率がよく、生真面目で几帳面な方が多いようです。周囲の人を大事にし、見方によっては、周囲の人のために働いている印象もあります。秩序を大切にし、上司の言ったことは基本的に守り、部下も大事にします。仕事を最後までやりとげ、完成度が高いことから上司にも信頼され、出世も早い人が多いようです。

そのような方が、Dさんのように苦境に陥り、そのなかでもそれまで同様、完成度の高い仕事を達成しようとし、状況を打開すべく努力を続けます。睡眠時間もなくなり疲労も蓄積して、疲れてもさらに我慢して頑張っているうちにうつ病になることがあります

このような性格は、前の項でも示したメランコリー親和型性格と言われ、「典型的なうつ病」になりやすい人たちと言われています。典型的なうつ病では、このような性格的な要素以外に、朝に悪く夕方によいといった、症状の日内変動が認められます。気持ちだけではなく、体全体で感じられるような気分の低下もあります。

同じうつ病でも、未熟型、非定型、退却う

つ病など、いくつかのうつ病も報告されています。これらのうつ病は、症状的には典型的なうつ病と同様だったりしますが、性格的な要素や環境的な要素がより大きかったり、治療への反応性が異なっていたりします。

比較的若い方のうつ病の場合、社会的立場の形成も、自分の心のなかでの職業人としての心構えも十分できていませんから、発症の仕方も、経過も異なってきます。Dさんのように頑張り続けることがなく、比較的速やかに仕事を休んでしまうために、「サボっている」「ずる休み」などと受け取られることが少なくありません。

典型的なうつ病があれば、当然、典型的でないうつ病もあるということを頭においていただければと思います。

3大妄想について

うつ病の方は、あらゆることに対して否定的になってしまい、学校のこと、仕事のこと、家庭のことなど、どのことを考えても楽観的な考えにいたることができません。それが高じて妄想の形を取ることもあります。

この場合、テーマは過去のこと、現在のこと、自分のことなど、患者さんにより異なってきます。過去に目の向きやすい方は、自分たちがしてきたことへの後悔、非難、それが罪深いと感じられたり、取り返しがつかないと考えます（罪業《ざいごう》妄想）。

実際にあったことはささいな、たとえば契約に対する送金が1日遅れたが、相手には了解してもらっていて、実際には問題がないことでも、大変なことをしてしまった、死んでお詫びをする、などと思い詰めてしまうことがあります。

現在に目が向かうと、生活のための経済状態が困難であること、生活が成り立たない、破産してしまう、家族が路頭に迷うという方向に考えが進みます。これも実際は経済的には何とか成り立っていても、家族が何を言っても、「お前はわかっていない」と言い、深刻に悩み続けます（貧困妄想）。

自分のことでは、自分の存在の小ささ、価値がないなどという考えにとらわれます（微少妄想）。

このような絶望感、つらさから死を考える方も少なくありません。死にたいと口にしているとき、実際に自殺を試みようとしたときには、周囲の方は注意深く患者さんの行動を見守ってください。また、本人に対しては「死なない約束」を取りつけてください。

うつ病になる方は本来、生真面目で約束を守る人が多いので、これが有効であることがあります。

入院が必要なとき、その症状

うつ病の急性期に最も大切なことは休養です。患者さんにとっていちばん休養が取れる方法を考えましょう。典型的でないうつ病の場合でも、まず休養と薬物療法が大切です。

先に述べたような妄想や死への思いが強いときには、通常、入院を含めた治療を考えたほうがよいと思われます。

そのほか、社会的活動（仕事や学校など）を休んで自宅療養しようとしても、自宅では小さな子どもがいて休養が取れない、自宅が葛藤の場である、患者さんが近所の目を気にして落ち着かないなどの場合にも、入院して休養することが勧められます。

主婦の方は家庭が仕事の場でもありますから、家にいると家事や育児が大きな負荷となります。家にいて休めないときには、入院という方法を考えましょう。

家族が入院を勧めても、患者さんは「大丈夫」、または「私がいないと、家族が困ってしまう」などと同意しないことが多くあります。病気の症状の程度にもよりますが、特に先に示した妄想や死への気持ちがあるときには、治療に向けて多少強めに背中を押してあげることも必要です。

根性論に別れを告げて

うつ病の概念が広まっている現在、減ってきていると考えたいのですが、今でも、「サボっている」「仕事が嫌なだけ」というレッテルを貼ってしまい、患者さんを苦しめる職場や、家庭がないわけではありません。

確かに、遺伝的要素が強そうで、何のきっかけもなく典型的なうつ病症状を呈する人と、職場の負担が急に増えたことで逃げるように休むようになった人では、何だか同じ仕事を休ませるにしても、心のなかに抵抗があるのでしょう。

しかし、残念ながらそれぞれの人に能力の差はあり、ストレスに対する耐性、頑張れる範囲は異なっています。このためストレスに弱い人に、ほかの人と同じように振る舞うことを要求しても、困難であることが多いと思います。

抑うつ状態に陥ったときには、適切な治療を行い、さらに環境の調整を行うことが必要になります。いたずらに根性論で、「努力が足りない」「やる気があるのか」と言うのは、うつ状態になった方には苦痛でしかなく、事態を改善させる役には立たず、患者さんの孤独感、無力感を増強し、症状の悪化をもたらすなど、むしろ有害です。

病気であることを認めてあげる

うつ病とは、病気のあらましの項でも説明しましたが、頭のなかの神経伝達調節に不調をきたした病気です。特に、セロトニンやノルアドレナリン系の神経伝達の不調が報告されています。

また、うつ病になる方は、ストレスホルモンであるコルチゾールの分泌調整にも不調があることが報告され、このことで脳内の感情と記憶の中枢（海馬《かいば》と呼ばれる場所）が影響を受けていると考えられます。ベトナム戦争での帰還兵の海馬が萎縮していたという報告は、ストレスが脳の構造すら変化させることを示しています。うつ病は、ストレスに対する弱さを持つ人にストレスが加わり、そのために神経伝達の調節障害が引きおこされ、その時点で専門的な治療がなされないと、回復できなくなっていると考えられます。

うつ病は病気であり、専門的な治療が必要であることを家族が理解し、協力することが治療を進めるうえで大切なことです。

急性期の治療法について

うつ病の患者さんに対しては、通常ＳＳＲＩ、またはＳＮＲＩと言われる抗うつ薬を用います。これらは初期に開発されたイミプラミンという抗うつ薬の作用を純化して、さらに副作用が少ないように開発された薬です。

作用がセロトニン、またはノルアドレナリンか、あるいはその両方に絞られている特徴があります。このため比較的軽症の方や、妄想や死への思いを示さない方には、ほとんどこの薬が用いられるようになってきています。

しかし、作用を純化する過程で、残念ながらイミプラミンなどの三環系の抗うつ薬と比べて、作用も幾分弱くなっています。このため症状が重い場合や、ＳＳＲＩ、ＳＮＲＩで改善が不十分な場合には、三環系の抗うつ薬が用いられることがあります。

薬の投与方法も、通常は内服薬が用いられますが、症状が重い場合は三環系抗うつ薬であるアナフラニールの点滴も用いられます。

不安感や焦燥感が強い場合には、第二世代抗精神病薬と言われるオランザピン、クエチアピンなどが用いられます。また、気分安定薬（リチウム、カルバマゼピン、バルプロ酸）も、うつ病治療に用いられます（増強療法と呼びます）。

修正型電気痙攣療法は、麻酔科の管理のもとで安全に行われるように工夫されたものです。麻酔をかけた状態で頭部に電流を流し、痙攣を誘発します。痙攣といっても脳波上のもので、体の痙攣は筋弛緩《しかん》薬を使用することで最小限に抑えられます。効果は薬物療法より早く確かである印象があります。重症の場合は、この治療法を考える必要もあります。

薬物療法の効果のあらわれ方

これらの薬物を用いた際に、効果はどのくらいであらわれるかが気になるところです。

一般に2週間程度から数カ月のうちに、何らかの効果があらわれることが多いようです。効果のあらわれ方も一様ではなく、まずイライラや苦痛な感じが取れ、何とか日常を過ごせるようになってきます。そのうち、憂うつで涙が出てきてしまうような気分が少しずつ改善していきます。

最後になって改善が見られるのが意欲の問題です。つらさはないが何をする気にもなれない、さあやるぞ！という気持ちになれない、といった症状は比較的長く続くことがあります。症状の内容のみならず、それぞれの症状の変化についても、朝、具合が悪く、夕方はよいという日内変動に加えて、ここ数日よかったのに、今日は気分がすぐれないなどといった変動があり、一直線によくなっていくわけではありません。

このような気分の変動が全体として改善していく治り方をしますので、一日一日の症状の変化に一喜一憂することなく、ゆっくりと見守っていくことが大切です。

重要な判断は先送りに

抑うつ状態のときには、重大な決定をしないほうがよいと言われています。

抑うつ状態では、物事を悲観的に考えるバイアス（偏向）がかかってしまい、何をしても公平な判断はできません。このため、うつ病が回復するまで、退職、離婚、結婚などの重要な事柄に関しては、判断を先送りしておくことが必要です。

症状がおさまって考えてみると、不調のときとはまったく違った考え方をすることもあります。本人が仕事がつらいと言っても、まずは休んでもらい、よくなってから退職や転職など、環境の調節を考えていくことが家族の役割となることがあります。どの病気でも、家族もゆったりと落ちついて患者さんとともに進んでいくことが必要です。

まとめ

急性期の落ち込みのひどいときには、何より休養と薬物療法が必要となります。

休養のためにはどうしたらよいかを患者さんとともに考えましょう。何より治療が必要な病気であることを認めてあげ、いたずらに根性論で患者さんを苦しめないようにしましょう。

薬物療法が治療の中心となりますが、効果は徐々にあらわれ、また、一進一退があります。変わっていく症状に一喜一憂せず、ゆったりと患者さんを見守る気持ちでいることが大切です。

よくなりつつあるとき

やれることを広げていく

Dさんは1カ月ほど仕事を休んで、薬物療法を受けると気分が楽になってきました。夕方まですぐれなかった気分が、朝はまだ少し悪いのですが、昼ごろからは食事も摂れるようになり、気分も楽になってきます。

以前は見る気もしなかったテレビも、まだまだ集中してというわけにはいきませんが、見るときもあり、以前のように音が聞こえるとつらいということもなくなりました。

主治医に相談したところ、苦痛でなければと許可が出て散歩を始めました。歩いてみると、意外と気持ちよく感じられ、それほど疲れることもなく、30分は歩けるようになりました。

気をよくしたDさんは、以前から頼まれていた友人の結婚式の受付をやることにしました。正装して出かけ、受付に立ってにこやかに始めましたが、やっているとだんだん体が重くなってきました。疲れを感じて途中で他の友人に変わってもらい、そのまま自宅へ戻りましたが、その日からまた3日ほど寝込んでしまいました。

この時期は、初期のつらい感じが取れ、憂うつで涙が出るようなことがなくなってきています。苦痛な感じがなく、自分でも少し歩いてみようという気持ちが出てくる時期です。

このような時期には、少しずつ患者さんの感じを大切にしながら、やれることを広げていくことになります。このときのイメージは、できることを増やしていこうという能動的な考えではなく、できる気がしたらやってみる、試してみるという受動的な、そして実際やってみた状態によっては、いったん前の段階に戻るような無理のない方法で行っていくのがよいでしょう。

行うことの内容

症状は日々変化しており、ストレスがあればまた変化します。ここで無理をして頑張ると、再び症状が悪くなってしまうことがあります。まずは身内などの気を遣わないですむ場面から、近所や職場など気を遣う場面へと困難さを増やしていきます。

また、行う事柄も、ただ自分が受動的にそこにいればよいような場面から、何かを言われて行わなくてはならない場面、自分が能動的に物事を行う場面、他人との関係を調整しながら行動しなくてはならない場面、責任を持って物事を進める場面へと、受動性から能動性に、また、責任の小さなものから大きなものへ向かっていくようにします。

Dさんは、気ままに自分で歩く段階から、急に友人関係のなかで受付という役割を担ったことになります。Dさんのこのときの回復状態では、これは負担が重かったのでしょう。しかし、そのあと、いったん休養を取ることで、以前ほど落ち込むことなく過ごすことができました。

回復期に大切なこと

家族や周囲の人は、回復期にはこのように変化しやすい状態であることを十分理解して、本人とともに歩んでいくことが求められます。

患者さんの考えていること、感じていることを聞き、話しあい、現在の状態や可能性を相談しておくとよいでしょう。一概に、あれもこれも「やらないほうがいい」と、患者さんがやろうとすることをすべて止めてしまうと、患者さんは「自分は何もできない」という感情を引きおこしてしまいます。

少しずつ、可能な範囲で前に進んで、達成できたことはお互いに喜びあいましょう。といって先を急ぐことなく、今日一日無事に過ごせたことを喜びましょう。

この時期、家族のなかで、または少し関係が遠い親戚などで、「サボっている」「頑張りが足りない」、だから「励まさなくては」「ひとこと言ってやらなくては」などという気持ちが頭を持ちあげてくるようです。

この時期は患者さん自身も、復帰がうまくいかなくて困っている時期です。頭ごなしの、患者さんを上から見たような声かけは、決してよい結果をもたらしません。

一時的な退行、依存が強まる

うつ病の症状が強いときには、その抑うつ気分や焦燥感の強さから、患者さんも口をきくことも少なく、横になっていることが多いために、具合の悪さを家族も感じ、声をかけることを遠慮したりします。ところが、その時期を乗り切ると、患者さんといろいろな話をするようになってきます。

患者さんによっては、ふだんは男っぽく、湿っぽいことを口にせず、人に頼ったりしなかった人が、うつ病の回復期には何だか頼りなげで、何かを決めるときにも、それまでは相談もしなかったのに、家族に相談をしてきたりします。医師や看護師などの医療関係者に妙に甘えるようであったり、場合によっては、好意を寄せているように見えたりすることもあります。

この時期は、自分自身に自信が持てず、強いもの、確かなものに頼りたくなる気持ちがわいてくるようです。また、同じ理由から、何かを決断する、行動することに対し、自分だけでは判断できず、また、一歩が踏み出せないことが多い時期でもあります。

このため、家族は「しっかりしろ」と言いたくなるようです。しかし、患者さんの自信のなさ、決断のしにくさなどの苦悩を知っていれば、決して励ましたりしないはずです。

励ます、叱咤激励は、本人を上から見て評価し、劣等であると判断して行うもので、うつ病の患者さんには決して適したものではありません。本当の意味での強さが戻るまで、年単位の日数が必要なことがあります。

このような苦痛は減ったけれども、いまだ本来の精神状態まで戻っていないような状況は、数カ月から長くて数年にわたって続きます。一度、失った自信や気力を取り戻すには、それだけの時間が必要ということかもしれません。

振り返ってみれば、患者さんが生まれてから職場で発病前の社会レベルに到達するのに長い人生を費やしているのですから、病気のあとにその達成点に戻るまで数年ですめばよい、と思うことも必要ではありませんか。

薬の継続について

つらさや落ち込みがなくなっているこの時

期には、「もうよくなったから薬をやめよう」、あるいは「薬を飲んでいても、やる気はわかないからやめてしまおう」といったように、よくなったから、またはよくならないから、という両方の考え方から薬をやめる方向に考えが進むようです。

再発と関係した項でも述べますが、現在は薬を飲んでいるからこそ、今の状態でいられるのだと認識することが大切です。不思議なことですが、抗うつ薬などの中枢に働く向精神薬は、その適応のない方が服用すると副作用が出やすく、眠くなったり、だるくなったりします。

筆者もある研究の手伝いで被験者として抗うつ薬を1錠飲んだだけで、血圧が下がり、気分が悪くなってしまったことがあります。

薬を飲んでいてよくなっている、と感じる患者さんでは、薬が作用して今の状態であると考えられ、そのような方にはまだ薬は必要であることが多いのです。

薬を飲んでいてもやる気がわいてこない

先に述べたように、うつ病の症状は一様によくなるのではなく、一つずつの症状が薄皮をはぐように治っていきます。

特にやる気の回復に関しては時間のかかることが多いようです。このためよくならないと感じることが多いようですが、薬は徐々にゆっくり、場合によっては飲んでいる患者さん自身でもわからないように効果が出てきます。自分で判断して薬をやめないでください。

まとめ

ほかの病気と同じように、うつ病でも治り際が大切です。気分の変化がおこりやすく、気持ちも不安定で依存的になったりします。治ってきたこの時期に薬をやめたいという気持ちになってしまう方も多いようです。

自分や家族だけで判断せず、主治医としっかり相談しながら、この時期を乗り切りましょう。

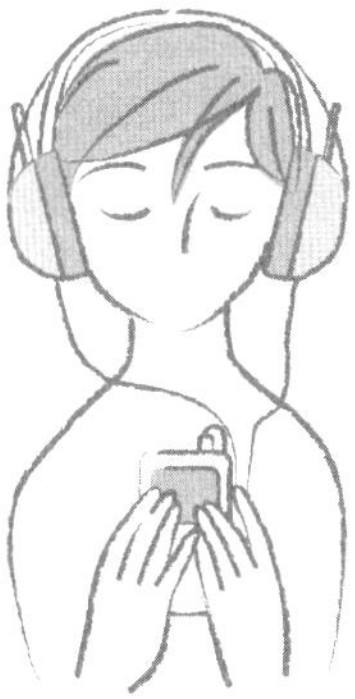

社会復帰を考えるとき

職場とのつきあい方について

Dさんのように仕事が誘因で抑うつ状態となり、職場に行くことが苦痛な場合には、仕事を休むことが大切です。

治療上必要なことですから、主治医が診断書を書いてくれます。この場合の診断名や休業期間についても、主治医とよく相談して決めたほうがよいでしょう。

最近はうつ病への理解が進んでいますから、うつ病と書いても大きな問題になることは少なくなりました。それでも気になる方は、抑うつ状態や自律神経失調症などの状態像による診断名を書いてもらえる可能性があります。

当然、医師も偽りは書けませんが、今の状態と会社への影響を考慮して、可能な範囲での判断をしてくれます。休業期間も会社の意向もあり、一概には言えませんが、通常は3カ月程度にすることが多いようです。

1カ月や数週間では意外にその期間がすぐ過ぎてしまい、次の診断書を考えなくてはならなくなります。何より復帰する日がすぐにやってくるような気がして、患者さんの休養になりません。3カ月というのは春夏秋冬の一季節という感覚に近く、学校では次の休みまで休むと言えば、心の余裕も生まれやすく、仕事も中途半端ではなく一区切りつく期間となります。

診断書の内容としては、状態がよくなって逆に就業可能とする診断書を書くこともできます。3カ月の休養が必要とした診断書を出したからといって、無理して3カ月まるまる休むこともないのです。

抑うつ症状が改善して

抑うつ症状が改善したら、まず日常生活を取り戻すことから考えます。身の回りのことから始め、少しずつ周囲のことへと手を伸ばしていきます。回復したばかりは疲れやすく、疲労感が残りがちです。無理せず、自分に可能なことを少しずつ増やしていきます。

日常生活が可能になったら、次は家の外へ出てみます。家の外に出て活動が可能となり、日によって気分の変動があっても大きなものではなく、仕事に行っていないこと以外は、以前と同様に生活できるようになったとき、職場への復帰をどうするかという問題を考えるときです。

■ 社会への復帰

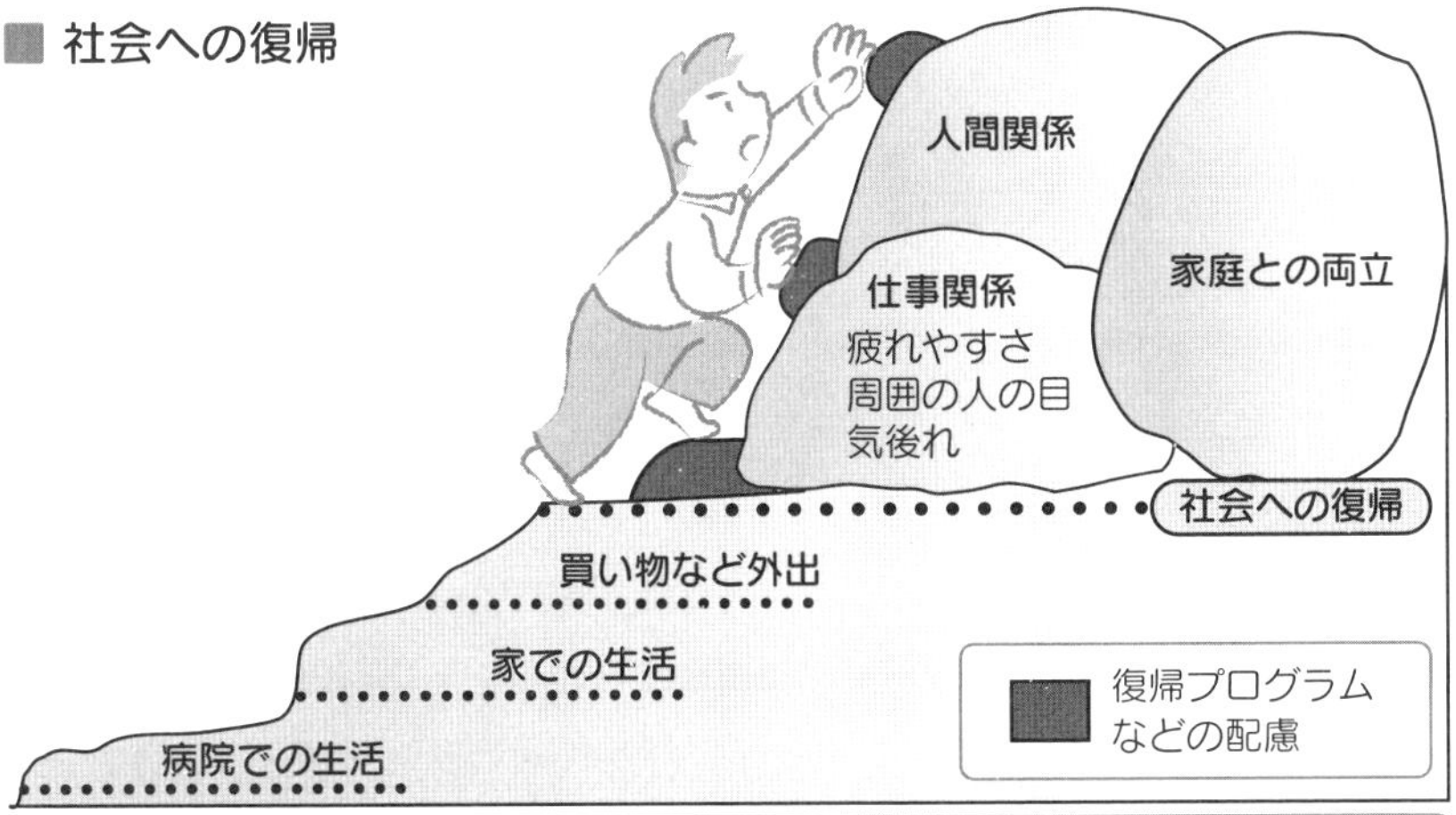

うつ病が改善していく中で、家にいて、外出する所まではスムースに運びます。そこから社会復帰(職場や学校、地域へ)はそれまでより困難な壁にぶつかることも多いようです。その落差をへらすため復帰プログラムが役に立ちます。

うつ病は、成年期におこることが多く、職場内での人間関係や、仕事量の問題、仕事内容での葛藤などが引き金となっていることが多くあります。このような場合には、現在の職場が患者さんにとって、どのような意味を持っているのかを考える必要があるでしょう。

その職場の人間関係や仕事内容は好ましいものであったが、人員削減等で仕事量が増大し、責任が多くかかってきたことがうつ病となる引き金であった場合。この場合には、役職者であればその役職をどうするか、仕事量をどのようにセーブするかに関しての話しあいが必要です。

仕事内容や職場での人間関係に問題があり、同じ職場での復帰に患者さんが大変な苦痛を感じている場合には、職種の変更や異動を考えたほうがよいでしょう。

これらの判断は、患者さんが医師の助言、家族の助言を受けながら、最終的には自分で決定しなくてはなりません。この難しい判断をする患者さんを家族は支えていかなくてはなりません。

そこでも必要なのは、患者さんの話をまず聞くことです、そのうえで意見があれば「私の考えだが……」と伝えましょう。「当然、こうするべきだ」「あたり前だ」などの言い方で、患者さんに結論を押しつけてはいけません。

その一方で、前の項でも述べましたが、いまだ自分で決定できる段階まで回復していないときは、まだまだ結論を出さずにいたほうがよいことを伝えてあげましょう。

いよいよ復帰をするとき

復帰先が以前と同じ場所であったとしても、異動されたにしても、復帰して職場で過ごすことは気を遣って疲労するものです。家族の方も自分が就職したときのことを考えてもらうとよいと思います。何をしたわけでもないのに、夕方になったら疲れがどっとあふれてくる。家に帰ると食事も摂れず寝てしまった。そんな思い出があるはずです。

患者さんが職場へ戻るときは、そんな感じだと考えるとよいでしょう。したがって復帰を考える際には、「半日勤務、残業はなし」から始めるほうがよいと思われます。場合によっては少し顔を出していく程度から始める必要のある方もいます。

復帰にあたっては、そのハードルの高さを下げて、まず職場に入り込めるようにする必要があるのです。そのあとは患者さんの印象、さらに仕事がやれそうか、それとも現時点では今の量でも大変か、を確認しながら仕事量、時間を調節していってもらいます。

これには職場の上司や、人事課、病院との連携が必要です。この段階では職場との折衝は本人がすることが多いのですが、家族はそれを見守り、意見を求められたら感じていることを伝えるとよいでしょう。

家族の考えを押しつけてはいけないのは言うまでもありません。あくまで本人の印象、考えを整理する手助けをするつもりでいてください。

まとめ

職場や学校との関係では、まず休養は長めに設定しておくほうが心理的にも休養が取れます。症状の変化を見ながら、苦痛となる症状がなくなって、家庭のなか、そして周囲へと活動範囲を広げていくなかで、最後に職場や学校という社会的な場への復帰となります。

治療に一進一退は付き物です。焦らず、少しずつ環境に慣れていくことを心がけましょう。家庭では、患者さんとの会話を大切にし、支えてあげること。必要な場合には押しつけにならないように意見を言いましょう。

◆コラム

意見を言うことと押しつけること

本書のなかで、この2つが対比して書かれている箇所があります。「意見」と「押しつけ」を対比して整理してみると、

・「対等な関係」対「上下の関係」
・「相手の意思を尊重」対「相手の意思を考えない」
・「理性的」対「感情的」
・「相手の成長を促す」対「相手に服従を求める」

といった対比となります。

私たちは人間関係のなかでは、意見を上手に伝えたいものです。

再発をめぐって

再発の予防――30歳代のEさんの例

30歳代のある患者さんです。特に誘因もなく、ある時期から突然、悲しい気分がわきおこってきて、何もできなくなってしまうと言います。抗うつ薬が有効で服用を始めると症状はなくなり、改善後も維持療法を行うと安定しているのですが、やめてしまうとしばらくしてまた同じ状態になり、落ち込んでいきました。

今回も薬の服用をやめると2〜3カ月はよかったのですが、半年もすると「やはり駄目でした」と、薬物療法を希望されて来院しました。維持療法を行っているうちは調子がよかったので、維持療法をこのまま継続することも外来で繰り返し話題にのぼりました。

それと同時に、認知行動療法的アプローチを行い、「頑張り過ぎていませんか」、「仕事は全部が完璧にできていなくてもいいのでは？」と確認し、特に「完璧主義を見直しませんか」という提案を行っていきました。

何カ月かすると、「自分が完璧主義だとわかった。それを認識したことで、自分の日常生活が楽になった」と口にするようになりました。確かに薬物療法だけで維持していたときより表情も明るく、口調も滑らかです。あとの項（132ページ）で触れるような躁状態ではありません。とても自然で落ち着いていました。

半年後、再び薬をやめてみたところ、今度は薬なしでは抑えられなかった病相が遂に認められなくなり、最終的には薬を用いなくてもいられるようになりました。

Eさんのケースで特徴的なのは、薬物療法をやめると再発したこと。また、認知行動療法を併用することで、最終的には薬を用いることなく経過しているという2点です。

前項でも示したように、生物学的要素が大きなうつ病、環境的な要素が大きなうつ病、性格的な要素が大きなうつ病があります。

Eさんは性格的な要素が大きいため、認知行動療法が功を奏したと考えています。逆に言えば、生物学的要素が大きいと考えられる方では、同じようなアプローチを行っても、うまくいかなかったでしょう。

基本は薬物療法

現在のうつ病治療の基本と考えられるものは薬物療法です。Eさんにおいても繰り返し認知行動療法と「併用」したのは薬物療法です。併用すればより改善するのではという判断からです。実際、薬物療法の効果は大きく、外来で治療している患者さんのかなりの方が、これのみでも改善します。

また、薬物療法は再発予防に関しても大きな力を持っています。実際に患者さんに用いる場合、十分に改善した時点で用いられていた薬を、最低半年は同じ用量で使っていきます。そうすることで、通常数カ月であらわれると予想される次の病相も抑えることができ、再発率は明らかに減少します。

どのような病気でも同様なのですが、病気から回復した当初は、何らかの意味で脆弱性《ぜいじゃくせい》を持っており、それが補完されるまでは病気の治療は続けられるべきでしょう。

半年たって、その間は落ち着いた、安定した状態が続いていたとしたら、初めて薬の減量に着手できます。ここでも少量ずつ、じっくり時間をかけて減らし、もし再発の予兆があったら元の用量に戻します。これを繰り返しながら、最終的には薬がやめられるか検討することも可能です。

しかし、抑うつ状態が重症であった場合、これまで病相が繰り返されている場合などでは、薬を続けるメリットとデメリットを比較し、再発した場合のリスクがあまりに大きい場合には、薬の減量や中止は行わないほうがよいでしょう。

病気が重症なときには、患者さんも家族も治療に前向きで、治療者に協力してくれることが多いようです。しかし、症状が収束に向かってきたときに、「本当は精神の病気ではないのでは？」「もう治ったから」「薬がなくても大丈夫、自信があります」などと言って、残念なことに再発への道を進んでいってしまう方が多いのです。うつ病の薬物療法の常識は必ず覚えておいてほしいことです。

認知の改善

薬物による治療が順調に進んで初めて、認知行動療法の出番になってくる場合が多いようです。認知行動改善療法は患者さん自身の問題意識、治療への意欲、継続する力、ある程度の理解力などがそろわなくては行えません。始めたとしても途中で中止してしまうと、効果が十分に認められません。

人間の行動や感情を考えると、通常、そのときおこっている出来事、周囲の状況に対して、その人がそれぞれ判断し、結論としてある行動や感情をおこすと考えられます。この判断が、人により異なっています。

たとえば、どんな事柄でも完璧にやりとげないと気がすまない人は、ほかの人なら満足するような結果でも不満足で、それによって気分も憂うつになります。このような考え方の癖を直していくのが認知行動療法です。

認知行動療法では、具体的にはノートに記録したり、自分で不適切な行動をしたときに記録をつけたりすることで、患者さん本人が自分の認知の特徴を認識し、修正していきます。

この認知の特徴がどのように形成されたか考えてみましょう。人の性格傾向は人生の初期において家庭で形成され、その後、社会生活のなかで修正がなされています。人の行動はそれまでに経験した事柄の集大成として行われているのです。

家庭でのささいな出来事の繰り返し、社会での経験がその人の認知の方向性を作っています。このため、うつ病になった方の回復に向けて、より好ましい家庭環境を作り出すことが必要でしょう。そのための手がかりとして、うつ病でよく認められる認知の特徴を、家族のなかで確認してみましょう。

家庭のなかで完璧を求めていないか

完璧主義という認知の特徴がうつ病の患者さんではよく言われますが、家庭のなかで、何でもきちんとやらなくてはいけないという雰囲気はないでしょうか。

患者さん本人に向けられていなくても、周りの方が、一つひとつの小さなことに細かくこだわっている様子、家族で言いあっている様子はないでしょうか。

掃除は隅から隅まで、部屋の片づけもきっちりと、約束は時間どおり、1分でも遅れると不機嫌になるなどです。「こうすべき」と決めつけて、自分自身や相手を追い詰めます。

あまりに完璧を追求した人が、うつ病になった例は多くみられます。家庭のなかでも完璧主義をやめてはいかがでしょうか。

悲観的、否定的な考え方はないか

外でおこった事柄を捉える場合に、何でも悪く考えるという癖がよくあるものです。おこった出来事を客観的に捉えるのではなく、悪く考えてしまうという傾向です。

人間関係では、近所の人に「顔色が悪くない？」と言われると、「そんなに具合が悪く見えるんだ。みんなに自分の不調が知られてしまった」などと考えてしまいます。普通なら、「そう見えたのかな？」程度ですまされることです。仕事でも、ある日、受注量が減っていたら、このまま減り続けたらどうしようと不安になります。通常なら過去の傾向を見て、今日減っていても、今までどおり明日には何とかなると考えるところでしょう。

家庭のなかで同様の傾向がないか考えてみましょう。何より患者さんの病気について悲観的になっていないでしょうか。医師の助言に耳を傾け、患者さんの回復の程度を把握し、必要以上に不安がらないことです。周囲の様子に敏感な患者さんは、家族が感じている不安を感じ取ります。

それ以外にも必要以上に悪く受け取り、悲観的になる癖を家庭内ではなくしたいものです。気持ちに余裕を持って、物事のよい面にできるだけ目を向けるようにしましょう。

「今、家のなかによい面なんてない」。そう思いますか？　だとすれば、あなたはかなり悪い面ばかり見る訓練を人生のなかで積んできてしまったということです。

幸と不幸は同じ数だけあるはずです。世の中の半分を見ないというのでは、ずいぶんもったいないことをしています。

決めつける傾向はないか

「だから駄目なんだ」。よく聞かれる叱り言葉です。「駄目なんだ」と言われると、自分という人間全体が否定された気がしませんか。

おそらく、この文脈のなかでは何か失敗があり、それで叱られているのでしょうが、一つの失敗だけでその人間を判断しています。

このように一つのことから全体を否定的に判断する、「自分は駄目なやつ」とレッテルを貼る、この癖もうつ病でよく観察されます。

同様の傾向が家庭のなかでないかどうか確認しましょう。一つの失敗でその人全体を否定するのは不当なことです。たとえ失敗したとしても、よかれと思ってしたことは、評価されてもよいのではないでしょうか。

ここで述べてきた事柄は、家庭の雰囲気に関することです。うつ病を患者さんだけの問題と考えず、家族の問題として捉え、もし上記のような問題があれば、家族のそれぞれの構成員が、改善に取り組む必要があります。

家族でこのような問題をテーブルにあげるだけでも意味があります。自分たちの家庭内に問題点がないかを確認し、問題点を感じたら、家族がお互いに声をかけあいませんか。

「ほら、完璧を求めている」「ゆっくりやろうよ」「それで十分じゃない?」。本人はそれが普通と感じていても、周りから見るといろいろな癖がわかるものです。そんなときには一声かけてあげることが大切です。

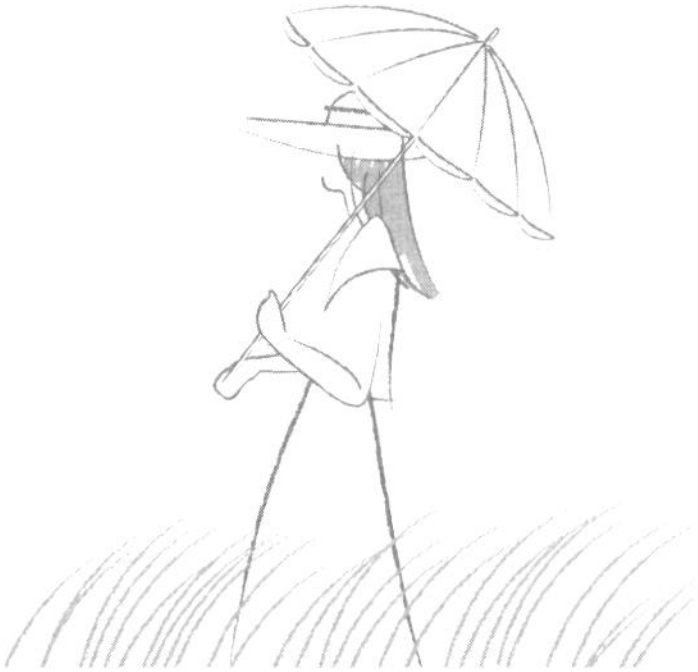

まとめ

再発予防に最も効果があるのは薬物療法です。そのことは患者さんのみならず、家族も十分に理解しておく必要があります。

認知行動療法により、再発が減少するという報告も多くみられます。この応用として、完璧主義、家族のなかでの悲観的、否定的なものの捉え方、決めつけなどがないか確認しましょう。

うつ病は患者さん本人だけではなくて、家族の問題であるという認識も大切です。

治療中、予想外の状態となったとき

うつ病の治療中におこる予想外の出来事

うつ病と言われて治療を開始したが、まったくよくならない、むしろ悪くなった気がする。このように言う方がしばしばいます。これはどのようなことなのでしょうか。

一つには、客観的な症状と主観的な症状の問題です。うつ病では回復の仕方は一様ではありません。一つひとつの症状が波を打ちながら順番に治っていきます。このため家族から見て表情が明るくなり、口数も多くなって、よくなったなと感じているときでも、本人はむしろ悪くなったと言います。

うつ病ではすべてを悲観的に捉える傾向があるために、多少でも症状が残っていれば、それが心を占めてしまい、実際には治療が進んでいても、本人はこのように感じていることがあります。こんなとき、医者の前だからかもしれませんが、「よくなっているのに、変なこと言って」などと言う家族もいます。

客観的にはよくなっているように見えても、自分としてはつらい、よくなっていないと言う場合には、本人のなかに何かしらの不調があるということです。これを一概に否定してはいけません。何が不調か聞いてあげることが必要です。

一方で、一つひとつよくなっていることを確認して、できるようになったことを確認するとよいでしょう。具体的には、「朝起きられるようになったね」、「新聞読み出したじゃない？」などです。

この際、押しつけてはいけません。家族が

感じている症状と、本人の感じている症状は別であるという認識を持ってください。

治療を開始した時点が病相の初期にあたっていたため、治療開始後も症状が進行することがあります。うつ病といっても単一の病気ではありませんので、同じＳＳＲＩを用いても、効果のある人とない人もいます。

治療によっても改善が認められないこともありますが、治療にあたる医師はその治療が効果のない場合に、取るべき方法をいくつか持っています。家での様子や困っていること、心配なことを主治医に伝え、治療法を選択するための情報としてもらいましょう。

抑うつ状態の悪化、自殺企図

うつ病の診断がついて、治療が始まってよくなるかと思っていたら、手首を切るようになってしまった。自殺を試みた。そんなことも現実にあります。

うつ病では、症状が重いときには体が動かないために、死を考えていても実行には移せないのですが、抗うつ薬で多少の改善が見られ、体が動くようになったときに、死にたいという気持ちを実行に移す場合があります。

また、症状がよくなったときに、現実の困難を再確認して、やはり悲観して……、ということもあるようです。

最近、問題になっているのは、抗うつ薬が関与していると考えられる自殺企図です。ＳＳＲＩと呼ばれる抗うつ薬を使うことによって、自殺念慮や、その衝動が高まることがあります。特に若い患者さんでそのような傾向が高まることが知られています。21歳以下の患者さんに使用する際には、家族も十分気をつけてあげることが必要です。

治療中に躁状態になる（躁転）

抗うつ薬による治療が始まってしばらくして、だんだん元気になってきてよかったと思っていたら、ある日から、声も大きく快活で、上機嫌になる、または怒りっぽくなってしまうことがあります。急に気が大きくなったのか、高い買い物を始めたり、人にお金を貸したり、あげたりしてしまいます。

このような躁状態になることを「躁転《そうてん》」と呼び、うつ病治療のなかで比較的よく認められるものです。人に調子を合わせられるうちはいいのですが、人の言葉をさえぎり、話も聞かず、強圧的で、他の人とトラブルをおこすようになると、周囲の方は大変困ります。

抗うつ薬治療が始まって、それから躁状態になってしまった場合には、速やかに抗うつ薬を中止することが必要です。そのうえで抗躁薬を用います。抗うつ薬を継続すると、躁状態がますます高じていくことが心配されます。一時も早く主治医と相談する必要があります。

この場合、患者さん本人は気分がよく、爽快感があるので具合が悪いとは感じません。家族が何とか説得して病院へ相談に行きましょう。いちばんよいのは、そこまで調子が上がりきる前に、早めに対処することです。上がりきる前なら患者さんにも自覚があることが多いので、家族の説得を比較的受け入れてくれます。

うつ病の治療中に元気過ぎると思ったら、危険信号なのです。おかしいなと思ったら早く主治医に相談すること。「そのまま様子を見て」しまうことが大失敗につながります。

幻覚や妄想の出現

抗うつ薬で治療を行っていて、幻覚や妄想があらわれてくることがあります。

誰かにつけられている、見張られている、監視されているなどという被害的内容の話や、何だか変な声が聞こえる、変な音が聞こえる、耳元で誰かが話しているようだなど、それらしい訴えが確認されたら、早めに薬物療法を組み立て直す必要があります。

このようなことがおこるときは、もともと統合失調症が背景にあり抑うつ状態を示していた方が、抗うつ薬により抑うつが取れると同時に妄想や幻覚を強くしてしまったのかもしれません。速やかに主治医と相談しましょう。

認知症（？）症状の出現

これは高齢者に限ることではないのですが、抗うつ薬を始めてから、夜中になると、大きな声で騒いだり、誰か人が来たといっておびえていたり、誰もいないのにお茶を出そうとしたり……、そんなちぐはぐな行為が認められることがあります。これらは夜間におこることが多く、昼間はケロリとしていたりします。

夜中の様子を見ると、まるで認知症になってしまったような気がします。この場合、昼間は問題のないことがポイントです。夜間だけの不調は認知症ではなく、「せん妄」と言われる意識の曇りが重なっていると考えます。

抗うつ薬は、認知症と関係したアセチルコリンによる神経伝達を抑える作用があり、その関与が考えられます。また、併用した抗不安薬や睡眠導入剤が関与する場合もあります。いずれにせよ「ぼけてきた」などと言わないで、主治医と相談して対策を考えることが必要でしょう。

家庭でできる対応としては、夜寝るときに部屋を少し明るくしておく、生活のリズムを整えるために朝起こしてあげる、昼間何かやることを考えるなどがあります。デイケアの利用なども一つの方法でしょう。

しかし、もともとがうつ病ですから、無理に活動に参加させることはあまり好ましいとは思えません。患者さんが苦痛でない範囲で行うことが必要です。

特に高齢の方では、うつ病と認知症が併発していて、うつ病が治ったと思ったら、認知症の症状がハッキリしたという方も少なくありません。これについては他の項(140ページ)で詳しく述べます。

まとめ

うつ病の治療が始まっても、簡単によくなるとは限りません。むしろ抑うつ状態が悪くなったように見えたり、自殺企図が増えたり、躁状態、幻覚妄想が出現したり、認知症様の状態になったりします。

これらの徴候が見られたら、主治医に速やかに相談していくことが大切です。

自殺との関係から

最近の自殺の動向

自殺という言葉を聞くことが多くなりました。新聞を見れば、必ずと言っていいほどそれに関するニュースを見かけます。自殺者が年間3万人という異常な事態は1998年から現在も続いています。この数が交通事故死亡者の4倍以上と言えば、いかに深刻な問題かわかると思います。

日本の自殺は世界に例を見ない異常な形で増えています。その特徴は40～50歳代の男性自殺者が明らかに増えていることです。世界的には自殺は高齢者に多く、日本でも以前は同様の傾向を示していました。

現在の、働き盛りでの自殺が多いというのは異様なことです。バブル崩壊後からの増加を見れば、社会現象という要素の大きさは否定できません。しかし、それぞれの自殺の背景を検討すれば、単純にそれだけでは割り切れない多くの要素が関係しているようです。

そのようななかで、自殺した人に精神的に不調をきたしていたという報告が多く、なかでもうつ病が多く報告されていることから、うつ病に対する啓蒙や早期介入などが行われ始めています。

国の対策はともかくとして、ここでは家庭でできる対策を考えましょう。

自殺の危険因子

高橋祥友先生は『自殺予防』（岩波新書）のなかで一般的に自殺の危険因子として、①自殺未遂歴、②精神疾患の既往、③サポートの不足、④性別（男性の既遂が多い）、⑤年齢（高齢のほうが多い）、⑥喪失体験、⑦性格、⑧他者の死の影響、⑨*事故傾性、⑩児童虐待があると言います。これらにより自殺の数は大きく変化しているようです。

　このなかでも家族が気をつけ、介入が可能なものは①の自殺未遂です。自殺未遂の方法としては、手首を切る程度のものから、首を吊ろうとするものまでさまざまですが、方法が軽いからと言って危険が少ないというわけではありません。

　未遂をした場合には、その後の6カ月の間に自殺してしまう危険性が高いという海外の報告もあります。さらに自殺の危険性は、精神科の治療を受けていると、受けていない場合より低くなると言います。

　自殺企図があった場合には、その原因を聞いてみること、今後のことを話しあっておくことなども大切ですが、何より、そこに精神科的な問題が隠れていないかを判断してもらうことが必要です。自殺企図をきっかけに、うつ病と考えられていた方から統合失調症や躁うつ病などの病気が見つかった例が、比較的多く認められます。抗うつ薬などの治療の効果や影響についても、もう一度医師と相談してみましょう。

　たとえば失職という大きなきっかけがあったとしても、原因をそれ一つに決めつけてしまわずに、他の可能性を検討しておくことも必要です。人間関係やその他の問題も潜んでいるかもしれません。

　自殺への意思が繰り返し述べられる場合、繰り返しの自殺未遂がある場合、うつ病などの精神疾患が関与している場合には、精神科への入院治療が必要となることがあります。かかっている精神科の医師に相談しましょう。

＊事故傾性
自らを守る配慮を十分にしないため、小さな事故などに遭いやすい、体の病気や糖尿病などの治療についても指導を無視するなどの傾向を言います。

サポートの不足も大きな問題

結婚していない、ひとり暮らし、配偶者あるいは親をなくした、職場では孤立しているなどの場合、社会的なサポートがないと、自殺の率は高くなると言います。

家族がいても、そのなかの関係が批判的であったり、競合的であったり、お互いの弱点や落ち度を探りあったり、また、子どもの教育問題で喧嘩が絶えない、親の介護で疲弊しているなど、家族内の問題がある場合、これらをできる限り緩和し、患者さんの療養に適した環境を作ることが大切です。

患者さんを家族みんなで支える体制を、家族会議を開いて検討してはいかがでしょうか。本項の最初に社会的背景が自殺の多さに影響すると述べましたが、家族内の状態も無視できないと思えるのです。

自殺したいと打ち明けられたとき

自殺したいと家族に言われたときどうするかですが、「死にたい」という言葉を聞いて冷静でいられる人はいないと思います。

不安になり、それを否定したくなる、その場から逃げたい、誰かの助けを呼びたい、そんな心理が働くでしょう。しかし、患者さんが「死にたい」と言ってきたのは、ほかならぬ「あなた」なのです。

　それを聞きたくないから、「そんなこと言わないで」「聞きたくない」「少し黙って」と言うでしょうか。その場から逃げたくなれば、「ちょっと用を思い出した」と言って、その場から離れるでしょうか。「誰か呼んで来る」「先生に相談しよう」、そう言うでしょうか。

　自らの不安を解消する方向に動いてしまうと、ほかならぬ「あなた」に相談しようとした患者さんの気持ちは無視されてしまいます。

　まずすべきことは、時間を取って患者さんの言うことをじっくり聞くことです。批判したり、意見を言ったりしてはいけません。患者さんが考えていること、悩んでいること、気にしていることを聞きましょう。そのうえで、自分が相手のことを心配していることを伝えましょう。

　本人が話そうとしない場合には、傍にいてあげるだけでもよいと思います。根掘り葉掘り聞き出すよりも、自然に患者さんから語られるのを待つほうがよいようです。

　自殺そのものに関して訊ねることはタブーという考え方もありましたが、現在ではハッキリとその危険性について聞き出すことが必要だと言われています。そのうえで患者さんを一人にせず、安全を確保する方法を考えましょう。

　話をはぐらかしたり、叱ってみたり、「家族が不幸になる」「対面が」などと脅してみたりするのは効果がないのみならず、患者さんがせっかく語ろうとした言葉を押しとどめてしまいます。「医師に相談しよう」「ほかの人にも相談しよう」などは、十分に話が進んでから口にしたほうが患者さんも聞いてくれます。何より傾聴することが大切なのです。

まとめ

自殺企図があった場合には、身体的な治療を考えるとともに、精神面の検討が必要です。特にその後の半年間は、再び自殺を企図する可能性が高いため注意が必要です。

「死にたい」という訴えがあったときには、とにかく話を聞いてあげましょう。傾聴が何よりも大切なことと言われています。

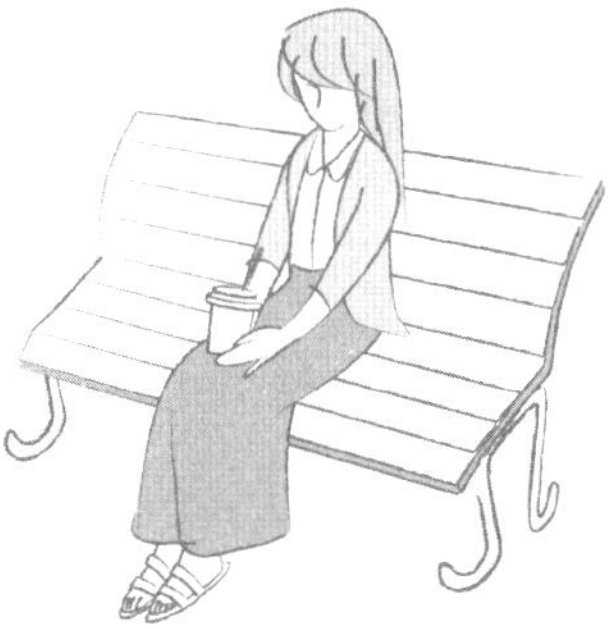

お年寄りのうつについて

高齢者のうつ――60歳代後半のFさんの症例

Fさんは60歳代後半の女性です。8カ月前からある総合病院に通院していました。そこでの症状は、食欲不振、前胸部の重苦しさでした。

半年ほどして2週間ぐらい内科に入院しました。そこでは食欲不振につながる器質的問題はないと言われています。この検査結果から同病院では「治療の必要なし」とのことで、退院となりました。

精神科クリニックを紹介され、退院後すぐにクリニックで投薬を受けましたが、改善せず、ほとんど食事が摂れない状態で、痩《や》せが目立つようになりました。心配した家族が連れて、翌月に精神科病院を受診し、入院となっています。

表情は活気なく、やや下を向いています。気分は悪いかと問うと「そうでもない」。食事が摂れず、スープを食べるのみでした。入浴したいと繰り返したかと思うと、今度は入浴したくないと言います。

入院したときのことを聞くと、いつであったかもあやふやな答え。簡単な計算は可能ですが、数字の逆唱は3桁までで4桁は失敗。*遅延再生も1つ再生できるのみ。いくつかの検査スコアを合わせてみると、認知症を強く疑わせる結果となりました。

点滴により水分を補給、1週間後に食事が摂れないようならば中心静脈栄養を、さらに長引くようなら胃ろうをと検討しました。入院後3日目よりSNRIを飲み始めたところ、その後徐々に表情が穏やかになり、食事も摂れるようになってきました。

1カ月後には「大分いいです」という言葉が聞かれるようになり、ちぐはぐな応答も影を潜め、自宅への外出時には衣類の整理をしてきたりするようになりました。入院2カ月後の外泊では、庭いじりをし、身の回りのことを自分でこなし、ご近所の方と談笑するなど以前と変わらない様子がみられるようになりました。3カ月で退院し、そのあとは外来通院されています。

外来へは本人ひとりで来られ、ほかの病気の家族を見舞ったりし、他人の面倒を見るまでになりました。

＊遅延再生

一度憶えたものを、少し時間をおいてまた思い出してもらいます。通常3つの物の名前を憶えてもらう課題が用いられます。

仮性認知症

Fさんのように60歳代後半に入って、身体症状（不安、息苦しさ、腰痛、腹痛）などで始まり、その後は徐々に記憶力などが低下してきた場合、通常は認知症を考えます。実際、認知症でFさんと同様の経過を示す方が多く、そのような方はアリセプトという向知薬を用います。

Fさんは症状だけをみると、専門家でも認知症と考える状態でした。しかし、試みに抗うつ薬を用いたところ、劇的に改善し、少なくともこの時点ではうつ病としての対処が、適切であったことが明らかになりました。

このようにうつ病であっても、認知症であるような症状を示す方を「仮性認知症の症状」が出ていると言います。

Fさんははっきりとした症状変化があり、薬物の反応性を見ると、典型的なうつ病ですが、実際の現場ではFさんのような方から、抗うつ薬への反応もほとんどなく、残念ながら記憶力や判断力も下がり、そのうちに自分の身の回りのこともできなくなるという経過を示す方まで、さまざまなケースがあります。

うつ病で認知症症状が出ているのか、認知症で抑うつ症状が出ているのか、その狭間にあると言えます。これをどこで区切るかを考えるよりも、高齢の方のうつは記憶力や判断力に対する弱さがあって、このために抑うつ症状と認知症の症状が、同時にあらわれるのだと考えるのがよいと思います。

まず体の状態の維持を

このようなお年寄りの抑うつ状態の場合、特に食事摂取が困難となった場合には、すぐに生命的な問題に結びついてきます。

まず、食欲不振、頭痛、腰痛などの身体症状があらわれたら、それぞれを専門とする医師の診察を受け、身体的に異常がないことを検討してもらうことが大切です。そこで問題がなかった場合には、精神科の医師を紹介してもらいましょう。

この本の中で繰り返し述べていますが、体の病気があったら、そちらの治療を優先的に考えることが基本です。筆者の経験でも、うつ病と考えていたら実は脳腫瘍であったり、背後にがんが潜んでいたり、体の病気が重篤であったことが少なくありません。

お年寄りで、それまで抑うつ状態にならな

かった方が、抑うつ状態を示す場合には、体のどこかに不調が潜んでいて、気分に影響を与えていることも少なくないのです。

体の病気が否定されたなら、精神科の医師と相談しながら今後の治療を考えていきます。ここでも体の維持が基本となります。水分が摂れない場合には点滴で、食事も摂れない場合には流動食、場合によっては中心静脈栄養や胃ろうを用いたりします。

この対処を考えるうえでは、うつ病的な要素と認知症的な要素のどちらが大きいかを考えていくことになります。うつ病である可能性が強く、回復が見込まれる場合には、積極的にこれらの身体管理を行うことが多いようです。認知症の要素が大きければ、どこまで身体的な管理を行うかを検討することになります。

高齢者のうつの治療はどのように

うつ病であるならば、ここでも抗うつ薬による治療が中心となります。副作用が少ないSSRIやSNRIを用いることが多いようですが、重症の場合には点滴でアナフラニールという抗うつ薬を用いることもあります。状態によってこれらの薬が使われますが、老齢の方では身体的な副作用が出やすいので注意が必要です。

最もよく目につく症状は口の渇きです。これは重篤なものではありませんが、唇が乾いてひび割れをおこし、出血して血だらけになる方も多くいます。それでなくとも食事摂取が低下していたところに抗うつ薬が加わって、輪をかけて状態が悪化するようです。

家のなかの加湿をしっかりしてあげる、唇にリップクリームなどを塗ってあげる、口に水を含ませるなどをしてあげます。便秘や尿閉も比較的多く認められます。排便と排尿に関して、毎日どれだけ出ているか、目分量でもいいですから確認しましょう。

便秘の場合には、受診時に主治医に相談して、下剤などを調節してもらいましょう。排尿がない場合には、大急ぎで主治医と相談し、その指示にしたがって主治医の病院へ受診するか、泌尿器科へ相談に行きます。

薬の影響とも言いがたいのですが、じっと寝ていると、場合によっては背中が赤くなってきたり、ただれたり、穴が開いてきたりします（褥瘡《じょくそう》の出現です）。背中の骨がベッドにあたるところは特に気をつけてみてあげてください。

自由に動ける方はよいのですが、動きが緩慢な方、何らかの障害で動けない方では、家族が三角枕などを使って、体位を変えてあげるとよいでしょう。車椅子に座っている場合には、お尻の骨があたるところで同様の注意が必要です。また、車椅子に座りどおしでは、足がむくんでしまうこともあります。このようなときは足を高めにして寝かせます。

抗うつ薬が効いてきて気分がよくなってくると、患者さんも少しずつ動けるようになってきます。寝込んでいた方も自分で歩こうとします。歩き始めは足の筋肉の力が弱っていますので、転倒に注意しましょう。移動するとき誰かがついていられればよいのですが、困難なら最初はトイレもポータブルなどを身近に置いて、そこに移りやすくしておきます。

お年寄りでは寝込む前は軽く歩けていても、1週間も寝込むと急に足が弱くなります。また、転んだときには骨折をしてしまうことも多いので注意が必要です。

精神的な面もおろそかにできません。本人の言葉に十分に気を配ってください。自殺の項で示したような予兆があったら、主治医に相談し、またできるだけ本人から眼を離さないようにしましょう。

入院が必要なとき

入院を勧めるかどうかは、家族の介護力とも大きく関係しています。介護者が十分に確保できる場合には、かなりの程度まで自宅で見ることも可能です。

しかし、現在はそのような家族は少ないため、不安、焦燥感が強い場合、食事が摂れないなど身体の管理が必要な場合、死を口にする場合などは、主治医と入院について相談することが多いようです。

お年寄りのうつ病では、不安感や焦燥感が強く、一人ではいられない方もいます。体のあちらこちらが痛いと言い、また、不安から救急車をたびたび呼んだりします。このような場合も誰かが近くにいてあげるか、それが無理ならば入院も検討する必要があるでしょう。

まとめ

お年寄りの抑うつ状態には、認知症と区別することが困難なケースが多く見られます。また、食事が摂れなくなったり、ほかの病気による身体面の管理が大きな問題となったりします。

これらの問題がある場合には、ある程度身体的な管理ができ、精神科的な対応も可能な病院に相談することが必要です。そのような対応ができる病院は少ないため、早めに病院探しなどを行っておくことをお勧めします。

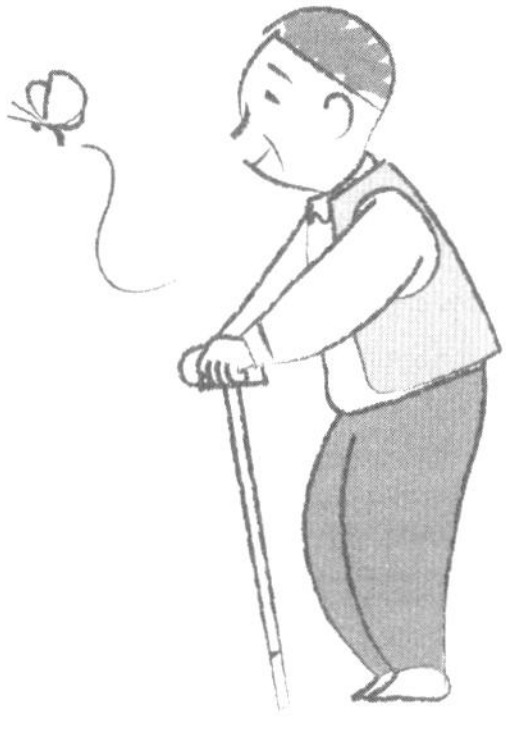

第3章

不安障害、強迫性障害など

神経症から不安障害へ

不安障害の歴史

「不安で何も手につかない」「電車に乗ると不安になって逃げ出したくなる」という不安。「手を繰り返し洗わないと気がすまない」「鍵の確認を繰り返してしまう」などの強迫。「何もする気がしない」「気力がわかない」「憂うつだ」などの抑うつ症状。「人前で倒れてしまう」「手が震える」などの身体化症状。突然意識がつながらなくなり、子どもに戻ってしまう、違う人格があらわれる解離症状……。以上のようなことは程度の差はありますが、どのような人でも意外と経験していることです。

これから何か不安なことがある、試験がある、面接がある、いやな客が来る、モンスター○○が来る、リストラを言い渡さなくてはいけない、そんなときでしょうか。ふだんはこのような症状がない方でも、強いストレスにさらされている間は、これらの症状が認められます。一方でストレスに弱い方は、比較的軽いストレスがあるか、または一般には認識されないようなストレスによっても症状が出てきます。

これらの症状を示す病気を「神経症」と呼んでいた時代があります。精神分析の創始者フロイトは、これらの症状が、その症状と関連する、心のなかに溜め込まれ抑圧されて本人すら気づかずにいた思いを患者さんが口に出して述べることができたとき、著明に症状が改善されたという症例を報告しました。

その後フロイトは、この理論を進展させて

いきます。心の奥底にあり、押さえつけられた考えが、症状としてあらわれるとする考え方です。フロイトはその押さえつけられるものの代表が性欲であると主張したこともあり、当時の精神医学界から激しい反発を買います。

精神医学の父と言われたクレペリンも、フロイトに関して、その教科書のなかで「心理的基盤の確かさよりも粗野な直感に抜きん出ている」「深層心理学はただその推測の大胆不敵さが勝っているだけ」と手厳しく批判しています。

しかし、このような精神医学界からの反発とは逆に、一般社会では精神分析という治療法が広く知れ渡るようになりました。

特に米国では精神分析が非常にさかんになっていきました。しかし、近年では逆に米国の精神疾患の診断統計マニュアル（ＤＳＭ）においてすら、「神経症」という考え方は採用されなくなっています。そのマニュアルでは神経症として扱われてきた状態の一部を、「不安障害」という言葉でまとめました。

その背景として、不安障害や強迫性障害では、脳内の神経伝達の調節不全があることが明らかとなり、それまで難治とされていたこれらの症状に薬物療法の道が広がってきたことがあります。

現在、パニック障害では扁桃体と呼ばれる脳領域を中心とした恐怖ネットワークが、強迫性障害では前頭葉～基底核～視床をつなぐ神経回路が、それぞれ調節障害をおこしていることが想定され、これらの疾患が脳内の機能変化を伴うことが明らかになりつつあります。

かつて神経症と呼ばれ、精神分析という、一種神秘的な治療が施されていた症状も、科学の手により、「障害」として扱われるようになってきたということでしょう。

不安障害とは

米国の精神疾患の診断統計マニュアルでは、不安障害として、パニック障害、広場恐怖などの恐怖、強迫性障害、外傷後ストレス障害（ＰＴＳＤ）、急性ストレス障害、全般性不安障害などが含まれています。

このなかでも多く認められるのがパニック障害です。その中心をなすパニック発作は、強い不安や恐怖が突然襲ってくるもので、息切れや心臓がドキドキと強く早く打つ感じ、胸の痛みなどを伴います。このままでは窒息して死んでしまうのでは……という恐ろしい感覚です。

広場恐怖は、逃げるに逃げられないような電車の中、飛行機の中、教室などの状況において不安が高まり、その場所を回避したりするものです。

強迫性障害では、自分が周囲を汚染してしまうのではないか、人を傷つけるのではないかなどの、不合理で強い考えが浮かび、それを馬鹿らしいと感じて抑えようとしても抑えることができません。この苦痛を抑えるために繰り返される、手を洗い続ける、確認を続けるなどの「強迫行為」が認められます。

外傷後ストレス障害とは、人の死、暴力、事故などで極度に傷ついた体験をしたあとに、その思い出を繰り返し心のなかで体験し、不安が高まってしまうものです。

不安障害の治療

不安障害などの治療としては、現在ではまず薬物療法により不安の軽減、症状の緩和を図ります。軽症の方はこれだけで社会生活などが問題なくできるようになり、自然に元の生活に戻り、最終的には薬もいらなくなる方もいます。薬で症状がある程度緩和したあとは、通常不安を引きおこす場面、状況に少しずつ慣らしていく治療を行っていきます。

不安障害では暴露法、強迫性障害では暴露反応妨害法という行動療法を行うことが多いようです。これらの行動療法により、それぞれの場面や状況において、不安の制御方法を身につけていきます。

行動療法については後述しますが、いずれの場合にも治療により一時的に不安が高まることもあり、家族の暖かい見守りと協力が必要です。

まとめ

かつて神経症と呼ばれた、不安を主な症状とする状態は、現在では不安障害という言葉で表現されるようになりました。

不安障害では、脳内での神経系の障害が想定され、薬物療法と行動療法を主体に治療がされるようになってきています。

不安で日常生活も困難なとき

40歳のGさんの例

Gさんは40歳の男性です。比較的忙しくその日の仕事を終え、車に乗って家に帰る途中でした。「急に不安になって、頭がクラクラし、息が苦しくなって、胸も苦しく感じて、このまま死んでしまうのではないか」という感じに襲われたと言います。

必死の思いで車を横に寄せ、家族を呼んで迎えに来てもらい、救急病院へ向かいました。救急病院へ着いたころには気持ちも落ち着き、気分もよくなっていました。

心電図、胸のレントゲン、血液検査を行い、簡単な診察のあとに、担当の先生からは、「心臓も、肺も問題ありません」「気持ちの問題かもしれません。家に帰って大丈夫です」と言われました。家に帰ると、いつものように入浴し、食事を摂って休みましたが、同じような苦しさは出ませんでした。しかし、また発作がおこるのではないかと思うと何だか不安で、何回か目が覚めてしまい、その夜はぐっすり眠れませんでした。

翌日、いつものように出勤しましたが、寝不足もあってか多少疲れやすい感じがありました。それでも何とか仕事が終わりました。

会社を出て車に乗り、昨日発作がおきた場所に近づいたとき、再び息苦しさを感じたので、車を停めて20分ほど休んだら落ち着きました。その日は何とか自力で帰ることができました。

翌日、精密検査を希望して内科を受診、再び一通りの検査を受けましたが、何ともないと言われ、精神科受診を勧められています。

精神科では、「車に乗ると、また発作がおこるのではないかと思って不安だ」と言い、仕事を続けていくことにも不安を感じていると訴えています。

パニック障害の疑い

Gさんのような方を現在ではパニック障害と呼びます。先に示したように、以前は神経症として分類されていたものです。

不安のために生活や社会生活に支障が生じてきています。治療方法を考える前に、不安や強迫が生じるほかの病気の可能性を検討する必要があります。まずは同様の症状を示す体の病気を考えておかなくてはなりません。

パニック障害で見られるような呼吸困難、心臓がドキドキする（動悸・頻脈）、胸の苦しさ、めまい、しびれ、吐き気、下痢などが生じる体の病気があります。呼吸困難は、呼吸器関係では喘息や慢性気管支炎、肺炎などで見られます。循環器関係では心不全、肺塞栓症（肺の血管が詰まってしまうもの）、血液系の貧血などでも、呼吸困難を引きおこします。

胸の痛みや圧迫感は、狭心症、心筋梗塞、不整脈などの心臓の病気のほかに、肺の病気、食道から胃にかけての消化管の病気や、胆石、膵炎など胆道、膵臓の病気などがあり得ます。

めまいは脳内の病気、耳の病気などでも引きおこされます。

確かに、Gさんのように定型的な形でおこった場合には、パニック障害が強く疑われますが、身体的な確認もしておくことに越したことはありません。気のせいかと思っていたら、心筋梗塞であったという方もいないわけではありません。

通常はGさんのように、まず内科などにかかり、体の病気を否定されてから精神科にかかる方が大多数です。もし検査をまったく受けずに精神科を受診される場合には、そのことを伝え、体の病気の可能性はないか相談しておきましょう。

パニック発作を示すいくつかの病気

このようなパニック発作を示す病気には、精神科の領域でもさまざまなものがあります。

パニック発作を最も合併しやすいのがうつ病です。そのほか統合失調症でも、また、境界性パーソナリティ障害（ボーダーライン）や認知症の初期でも、パニック障害と同様の症状が観察されることがあります。

たとえばうつ病では、パニック発作以外の症状として興味や関心の低下、気分の低下がないかどうか、躁うつ病では、気分の波の有無にも気をつけておきたいところです。統合失調症では、誰かにうわさされている、仕組まれているなど、了解不可能な妄想が存在しないか、性格の変化がないかなどです（詳しくは第1章を参照）。

境界性パーソナリティ障害では、他人を振り回すような言動、極端な行動化（自殺企図など）がないかが重要です。これらの精神疾患が否定されて初めて、パニック障害としての診断治療がなされるのです。

パニック障害の治療

パニック障害の治療は、主として薬物療法

となります。パニック障害などのもともと神経症と呼ばれていた病気が、実は脳内の神経伝達の変化を伴っているということは、本章の最初の項で示しました。

これに対して、抗うつ薬であるイミプラミンが有効であることが示され、用いられていましたが、現在ではより効果を選択的にして、副作用が少なくなるように開発されたＳＳＲＩが治療の中心となっています。しかし、ＳＳＲＩは効果が発現するのに時間がかかることがあるので、ベンゾジアゼピン系の抗不安薬が併用されることがあります。

いずれにせよ、薬は用量を守って正しく服用することが大切で、上手に使うと、パニック発作が治まり、かなり楽になってきます。

うつ病の章でも述べましたが、パニック障害に似た症状を示す患者さんでも、統合失調症や躁うつ病の方では、ＳＳＲＩの投与により、幻覚、妄想などの症状が増悪したり、躁状態となって大変なことになることがあります。パニック障害と決めつけずに、ほかの病気でないことをしっかりと確認されていることも大切です。

パニック発作を繰り返しているときには、患者さんの不安はとても強いものになります。病院を受診するにしても、通学、通勤するにしても不安が強く、特にパニック発作を繰り返している場所では、そのことを考えるだけで不安になってしまうこともあります。

家族が寄りそってあげる

初期の段階では、家族も一緒に病院へ行ってあげてください。おそらく、家族には直接言えない不安を患者さんは抱えているはずです。診察の場面で一緒に話をして、患者さんの不安、苦しみを理解しましょう。

不安が強い時期にはできるだけ家族が近くにいてあげることも、安心感を高めて有用です。職場に行くときも送り迎えが必要な場合があります。

特に症状が強いときには、ひとりでは家から出られないこともあります。このようなときにも、家族がつきそって安心感を与えてあげてください。「気合の問題だ」「気持ちの持ちようだ」などという頭ごなしの叱咤激励は意味がありません。

不安が強い方の中には、つい処方された薬を多く飲んでしまう方もいます。家族で服薬状況をみて多く飲みすぎている時は、家族で薬を預かり、必要なときに渡すようにしましょう。

患者さんの状態を理解し、心に寄りそうことが回復を助けます。

まとめ

パニック障害の症状には呼吸困難、心臓がドキドキする（動悸・頻脈）、胸の苦しさ、めまい、しびれ、吐き気、下痢などがあります。これらは体の病気から生じることもありますから、その有無を確認しておく必要があります。

パニック障害の急性期には、薬物療法が大切です。この間は、家族が患者さんに安心感を与えてあげることが大切です。

少しずつ家から出られるようになったとき

Gさんのその後の経過

Gさんは SSRI を投与したところ、幸いにも繰り返していた発作がなくなり、会社へ通えるようになりました。仕事の効率も戻ってきたと言います。当初、出勤や帰宅途中で不安感が高まることが多く、そのため行き帰りは奥さんに協力してもらっていました。最初は奥さんの運転、次に自分で運転し、奥さんに助手席に乗ってもらいました。そのうちひとりでも運転が可能になってきました。

まだ、発作がおこった場所は避けて、通勤路を考えて通っています。稀にどうしても通らなくてはならないことがあり、そのときはまた発作がおこるのではないかという不安が高まると言いますが、何とか発作はおこさずに通過できているようです。ときに路側帯に停まって、休養するときもあるのですが、10分もすると落ち着くようです。

以前はタバコを吸うと気持ちが休まりましたが、最近は吸うと心臓があおられるようで、具合が悪くなることがあると言います。また、コーヒーを飲むと気分が落ち着く気がしていたのですが、発作がおこるようになってから、何だかコーヒーを飲むと発作が増えるような気がしました。

主治医に相談したところ、タバコの本数を減らしたり、コーヒーを減量するようにとアドバイスされました。また、車に乗っていると、気がつくと口が渇いて唇がカサカサしてきて、息苦しくなるということもありました。

これに対しては、手元にお茶のペットボト

ルをおき、のどが渇いたときには常に飲めるようにしました。

段階を踏みながら（暴露療法）

Gさんのように不安を引きおこす状況には、いくつかの段階があります。そこで場面ごとに不安の程度を階層化して一覧表を作り（不安階層表）、不安の程度の低いものからだんだんに、その場面（場所）を経験していくように慣らしていきます。これは暴露療法と呼ばれるものの一つです。

Gさんの場合、①出勤時に車で当初不安があった場所を通らずに行き、退社時は奥さんに協力してもらって不安の程度を見ながら、最初は奥さんが運転する隣に乗り、それが大丈夫であれば、②Gさんが運転し、奥さんに助手席に乗ってもらいました。その次の段階として、③よく発作をおこした問題の道路で試していきます。

このように不安にならないように少しずつ慣らしていく場合には、配偶者や両親などの周囲の人の協力が不可欠です。本人の様子を見ながら、主治医と相談しながら慣らしていきましょう。

タバコやコーヒーについては、不思議なことに摂取すると不安が減る人と、不安が高まる人がいるようです。量にもよるようですので、患者さんと家族とで話しあって、嗜好品の量を調整していきましょう。

Gさんのように緊張して口がカサカサに渇き、このことがさらに不安を呼ぶような方では、飲み物を手元に置くなどもよいでしょう。

おまじないではありませんが、即効性の抗不安薬を持っていて、不安が高まったら服用するという方法も、実際に服用しないまでも、不安が高まることを抑えてくれるので有用です。比較的速やかに効いてよく用いられる抗不安薬には、ジアゼパム（セルシン、ホリゾン）や、エチゾラム（デパス）などがあります。

　これらの薬は服用量を増やし過ぎると、ふらつきや歩行困難、眠気、判断力の低下などをおこすことがあります。自動車運転など危険を伴う作業に着く前には、服用しないようにしましょう。

　睡眠不足や仕事量が多くて疲労がかさむなどの状態は、不安を高め、パニック障害を引きおこしやすくします。規則正しい生活を心がけ、睡眠時間を十分に取ることが大切です。

　患者さん本人に十分な休息を取らせるには、家庭内でくつろげる雰囲気を作ることも必要です。睡眠時間についても患者さんだけ早く寝るように言って、ほかの家族が起きていては、やはり患者さんは落ち着きません。可能な限り、家族みんなで就寝時間を合わせるとよいでしょう。

まとめ

薬物療法で不安がある程度おさまってきたら、次は不安が生じる状況や場所に慣らしていきます。不安の程度を確認して、軽いところから始めていきます。

　これはやはり不安を伴う作業ですから、家族の暖かい励ましや見守りが大切です。ときには不安に慣らすために手伝う必要もあります。また、嗜好品や睡眠時間なども家族が一緒につきあえれば理想的です。

強迫症状が強いとき

37歳のHさんの例

Hさんは37歳の主婦です。いつからかはっきりとは思い出せないのですが、5年前に子どもを出産して1年ぐらいたったころから、手を頻回に洗うようになりました。

手を見ると、手首から先が赤くなっています。外へ行って帰って来ると、汚いからと言って何十回も手を洗い、さらに消毒薬で消毒をします。常に消毒のスプレーを持って歩き、トイレに入ったときには、まずそのスプレーで便座を消毒し、新しいトイレットペーパーで拭き取ってからでなくては用が足せません。

5歳の子どもがいますが、その子どもにも外から帰って来ると、家に入るときに衣類を着替えさせ、足を洗い、そのうえでやっと家に入れる状況です。外出することは極力減らし、また、少しでも出かけると、そのあとの消毒、洗浄、洗濯などで一日が終わってしまいます。

2年ほど前からは自分の母親にも手洗いを強制するようになってきました。母親が外出から帰って来ると手洗いをし、服を着替えないと家の中に入れません。そうしないと烈火のごとく怒り始めます。

このケースでは、汚染することに対する不安が強いために、繰り返しの手洗いや消毒、着替えなどを行っています。

この汚染に対して繰り返しおこる、本人にも抑えがたい感覚を「強迫観念」、それを軽減するために繰り返される行為、Hさんの頻回の手洗いや着替えなどを「強迫行為」と言います。診断名としては強迫性障害となります。

強迫観念が強迫行為によって軽減されたという心的な経験をしているがために、強迫行為を行わないと不安が生じ、さらに強迫観念がおこり、それを抑えるためにまた強迫行為が行われる。このような悪循環がおこっていると考えられます。

強迫性障害は、この悪循環を抑えることが治療となります。有効とされる治療法として、薬物療法と行動療法があげられます。治療の戦略としては、不安感と強迫が強く、行動療法への導入が困難な場合に、まず薬物療法を行い、不安感や強迫をある程度軽減してから、行動療法に移行することが多いようです。

症状が軽い場合や、妊娠などで薬を使うことがはばかられる場合には、最初から行動療法を行います。薬物療法のみでも良好な経過となることもあり、治療法は主治医とよく相談しましょう。

強迫症状を示すほかの病気

治療の話に入る前に、Ｈさんのような症状を示すほかの病気について説明しましょう。最もよく認められるのが統合失調症です。

統合失調症では強い不安を示す場合が多く、また、慢性期に入ると強迫症状が認められる方が多くなります。あらわれてくる症状は同じですが、同時に示される幻覚や妄想、ある時期を境に性格が変わってきたような感じなどがある場合には統合失調症が疑われます。

うつ病でも強迫症状が認められることがあ

り、この場合には気分の低下や、ふだんは興味を持っていることに対する興味や意欲の低下が認められます。

強迫症状はこのほか思春期の方にはある程度見られることがあり、また、境界性パーソナリティ障害（ボーダーライン）でも認められます。強迫性障害にはSSRIを用いるというのが今の定式ですが、統合失調症を基礎に持っていた場合には、むしろ悪化することも多いため、精神疾患についてもしっかり診察してくれる医師にかかることが大切です。

その際でも、患者さん自身と家族からの情報を元にして診断はなされますので、家族は、うつ病や統合失調症ではないかなどと疑いがあったなら、主治医に理由を説明し、相談しておくことが必要です。

まずは薬物療法で

1980年代にクロミプラミンという抗うつ薬が強迫性障害に有効であることが報告され、それまで治療が困難とされていた強迫性障害の治療に新しい道が示されました。

クロミプラミンは、セロトニンの神経伝達を調整し、また、その代謝産物はノルアドレナリンの神経伝達を調整するので、この2方向からうつに効果的であるとされる薬物です。

その後の研究で、セロトニン系にだけ選択的に効果を示すSSRIが有効で、ノルアドレナリン系に選択的な抗うつ薬は効果がないことが報告されました。

このため現在では、SSRIがその治療の主体となっています。しかし、SSRIでは改善が認められない強迫性障害もあります。

特に、トゥレット症候群に合併した強迫症状には、ドーパミン系の作用を調整する薬物が効果的であることがわかっています。

強迫は不安から引きおこされると理解され、ストレスと関係した病気と考えられていますが、脳内の前頭葉～基底核～視床をつなぐ神経回路で機能変化がおこっていることも推定されています。

さらにこの神経系の異常は、薬物療法や行動療法で症状が緩和されると、改善されることがわかっています。薬物療法が必要であること、その意味を主治医の先生とよく相談して治療を開始しましょう。

行動療法と家族の協力

強迫観念に強迫行為がつながり、さらに強迫行為を行っていないと不安が高まり、再び強迫観念が高まっていく。この悪循環を止めるために、薬物療法のほかに行動療法が行われます。

まず、患者さんが不安を抱き、強迫観念を引きおこしてしまうような状況を、その程度の強さで並べてみます。トイレに行ってお尻をペーパーで拭く行為が最も高ければ100、外出して舗装していない道を歩いて足に泥がつくのが50などと、重み付けをして並べていきます。自分の部屋で本を読んでいるのが0点です。この比較的点が低い状況において、強迫行為を行わないように制限していきます。

このことで強迫観念に慣れ、強迫行為をしなくても、時間がたてば強迫観念に対する不安や恐怖は減ることを体験していきます。これを暴露反応妨害法（ERP:Exposure and

Response Prevention）と言います。

本人が家族に対しても「大丈夫ね？」と確認してくるので、「大丈夫よ」と言ってあげないと怒ってしまうから、その強迫行為を一緒に繰り返す。家に入るときに衣類を着替えることを強要されて一緒に着替える。汚れるといけないと言われるので、子どもの土遊びを禁止する。これらの行為は患者さんの不安から来る強迫行為を、本人に代わって行うものです。これに関しても妨害することが必要です。

そのためには診察時の主治医との話に当初から参加し、家族が治療の方向性を理解しておくことです。必要に応じて家族が代理で行っているこれらの行為をやめることを話題にし、それを家に帰ったら実行していきます。

最初は、患者さんは抵抗し、怒ってみたり、悲しんでみたりするかもしれませんが、家族は患者さんの求めに対して、治療場面で決められた事柄を確認してあげるとよいでしょう。

この治療をしていると、患者さんはイライラしたり、怒ったり、泣いたりすることもあるかもしれません。そのつらさを認めてあげることも大切でしょう。

さらに本人が達成したことがあれば、ささいなことでも「頑張ったね」「○○ができたんだね」と言って一緒に喜びましょう。このとき大切なのは、頭ごなしに物事を評価するのではなく、患者さんの心に寄りそって、「一緒に」喜び、苦しむことです。

患者さんにメッセージとして伝えていただきたいことは、家族が患者さんのことを常に心配している、家族は患者さんの味方であるということです。患者さんのそのときの希望（強迫行為の強要）には応えられないが、それは患者さんのことを考え、むしろ治療に協力したいと考えていることを伝えてあげてください。

やってはいけないのは、患者さんが感情的になるのを恐れて、強迫行為を手助けしてしまうことや、患者さんが感情的になったときに家族も感情的になって、喧嘩のように感情的なやり取りをしてしまうことです。

これらの現象は、周囲の人が患者さんの感情に巻き込まれていることを示しています。これでは治療にはまったく役に立たず、むしろ患者さんの強迫観念から強迫行為にいたる悪循環を強化してしまうものなのです。

まとめ

強迫性障害の治療には、薬物療法と行動療法が用いられます。治療を行っていくうえで家族が協力し、支えることが大切です。

特に、これまで無意識に本人の症状形成に関与してしまっていることがあります。主治医と相談しながら、対応方法を訂正していきましょう。

向精神薬と妊娠・出産

FDAの基準

女性の場合、妊娠と出産という問題があります。パニック障害やうつ病では、女性に比較的多く認められる病気であることから、妊娠・出産時に薬をどうしようかという問題で悩む患者さんが多いようです。

妊娠と向精神薬との関係（胎児への催奇形性など）についてはさまざまな報告がありますが、問題の性質上、科学的な検証は行いにくく、いずれの報告も人に対する確定した判断を示してはいません。

そのなかでもアメリカのFDA（食品医薬品局）や、オーストラリアの安全性の分類が信頼され、参考にされています。これらの基準は人での報告に加えて、動物実験の結果を加味して危険性を示しています。

たとえばFDAでの基準は、おおよそ**表1**のようになっています。

いくつかの要素が入っていてわかりにくいのですが、A、Bはまず安全。Cは中間。Dは薬物による胎児への危険と、母体へのその薬物の必要性を考えて投与するか検討する。Xは用いないことが原則、と考えていただければよいと思います。オーストラリアの基準もおおよそ同様の段階で表現されます。

SSRIと妊娠

おおむね一致して言われているのが、SSRIは比較的安全であろうとするものです。

しかしパロキセチン（商品名パキシル）に関しては、妊婦が服用した場合、胎児の心奇

表１　米国における薬剤胎児危険度分類基準
（プレグナンシー・カテゴリー）

米国食品医薬品局（FDA）は、薬剤胎児危険度分類基準を次のように定義しています。

カテゴリー A	「比較対照が適切で、信頼度が高い研究報告」では、胎児に対するリスクが示されていない。
カテゴリー B	動物生殖試験では、胎仔に対するリスクが示されているが、妊婦を対象とした「比較対照が適切で、信頼度が高い研究報告」もない。または、動物試験では有害作用が認められていないが、妊婦を対象とした「比較対照が適切で、信頼度が高い研究報告」はない。胎児への影響はわずかと考えられるが、可能性は残っている。
カテゴリー C	ヒトを対象とした「比較対照が適切で、信頼度が高い研究報告」はないが、動物生殖試験では、胎仔に対する有害作用が示されているか、報告自体がない。潜在的なリスクはあるが、その薬剤の有益性により妊婦に対する使用が認められる場合がある。
カテゴリー D	ヒトを対象とした臨床試験または市販後調査データはヒト胎児に対するリスクを示している。しかし、妊婦の症状が重篤であったり、他の治療法がないなどにより必要な場合には、潜在的なリスクがあっても、その薬剤の妊婦に対する使用が認められる場合がある。
カテゴリー X	動物またはヒトを用いた試験では、胎仔／胎児の異常が示されている。しかもその薬剤の妊婦への使用に伴うリスクは、明らかに使用による有益性を上回る。

形（先天性心疾患）の危険性を高めることから、FDAは2005年にそのランクをCからDに変更しました。

どの程度増加させるかと言えば、通常は1%の頻度で認められるものが2%で認められたというものです。その後、報告された論文（Einerson A, 2008）では、同じ心奇形の頻度は服用によっても変わらないとされています。

そのほかSSRIでは、乳児先天性肺高血圧症の危険性が高まる可能性があるという報告もあります。また、妊娠直前まで服用した場合に、新生児に離脱症状（神経過敏、ふるえ、過緊張など）がおこる場合があるため注意が必要とされています。

妊娠時の服薬を考える

これらの報告をどのように考えるかですが、先のパロキセチンで心奇形が増加したという報告にしても、逆に言えばその奇形が認められない胎児の割合が99%から98%になったということです。研究のデザインによって調査結果が異なることも、この分野では比較的よく認められます。

報告があるということは危険性が増えたことを意味しますが、絶対使ってはいけないとも考えられません。結局は治療上の有益性が危険性を上回る場合に用いるということでしょう。

妊娠中のSSRIの服薬について、筆者なりの考えをまとめると、次のようになります。

①症状が安定していて再発の危険が少ない場合には、まったく薬を飲まないという選

図９　妊娠週数と薬剤の影響

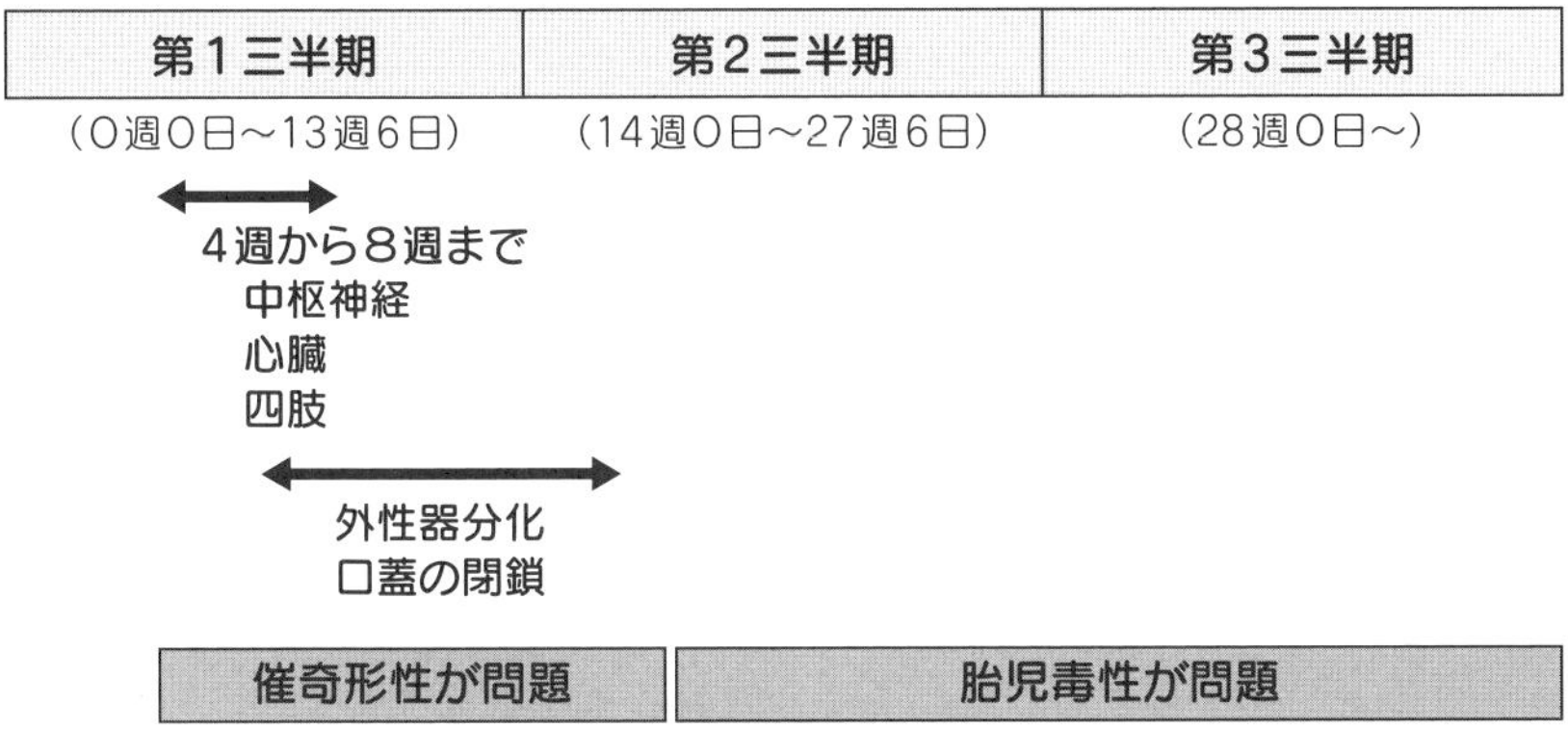

薬剤の胎児への影響は、催奇形性が問題となる時期と、胎児毒性が問題となる時期があります。精神科的な症状と、催奇形性、毒性の程度、その時期を念頭に、精神科と産科の医師に相談をしながら治療とお産を進めましょう。

択も可能です。しかし、

②飲んでいないと症状が不安定であったり、再発の危険性があったりする場合には、できる限り減量して、状態が維持される最低の量を見極めておくべきでしょう。この際、急激な減量は症状の悪化や離脱症状の出現を招くので、避けなくてはいけません。

③長期には無理でも短期間なら薬の減量が可能であれば、妊娠の第1三半期（妊娠第13週まで）においては、できるだけ少ない量で用いたほうがよいかもしれません。この時期に、薬が最も影響しやすいとされています（**図９**）。ただし、ここでも急激な減量はやめましょう。

④症状が重い（または重かった）場合、再発を繰り返していた場合、また、精神科

の主治医が減量は危険と判断した場合には、そのままの量で妊娠中も継続して服用することもあります。

これらのことを、精神科、産科の両方の主治医とよく相談しましょう。

抗不安薬の場合は

ベンゾジアゼピン系の抗不安薬に関しても、口蓋裂《こうがいれつ》の頻度が上昇するという報告と、変わらないとする報告があります。また、出産直前まで服用すると、新生児に離脱症状が生じたり、眠りがちである、体に力が入らないなどの症状が生じる可能性が高まるため、注意が必要と考えられます。産科の医師と出産の前に相談しておきましょう。

①ＳＳＲＩ同様、飲まないに越したことはありませんが、急激な減量や中止はよくありません。

②症状を見ながら、できるだけ少ない量で用いましょう。

③短期間なら服用しないでいられるならば、安心のためには口蓋が閉じる６～９週ごろまでは服用をできるだけ避けます。

④症状が強い場合には、そのままの量で服用することも必要です。産科、精神科、両方の主治医とよく相談しましょう。

いずれの方法を取るにしても、周りにいる家族より、妊娠している本人のほうが不安です。「もし赤ちゃんに問題が生じたら」などと不安をあおったり、「出産するなら薬はやめろ」などと一方的に告げたりすると、本人は困惑してしまいます。

薬を飲んでも飲まなくても、上述のような

リスクは多かれ少なかれあるものです。精神的に悩みを持った患者さんを、そのリスクも含めて、支えてあげてほしいと思います。

抗精神病薬の場合は

抗精神病薬に関しては、第一世代、第二世代に分けて説明します。

第一世代の代表であるハロペリドール（商品名セレネースなど）では、人に対する影響に関するデータはまだ限定的なもので、第1三半期において使用した3名が四肢に障害を示したというものです。あまりに少ない報告ですから、本来もっと詳細な検討が行われるべきですが、それがない現在では、とりあえず第1三半期に減量するかどうか検討するしかありません。

もう一つの代表であるクロルプロマジン（同コントミンなど）では、ほとんどの報告で催奇形性はないと結論づけています。もし抗精神病薬が必要なら、この薬を用いるべきだと主張している論文もあります。

第二世代の抗精神病薬では、人における検討で、オランザピン（同ジプレキサ）やクロザピン（同クロザリル）は催奇形性は示さないという報告があります。その他の第二世代抗精神病薬でも、報告数は限られているものの、催奇形性を高めないとされています。これらの薬剤は、ＦＤＡの基準ではＣに分類されています。

オランザピンやクエチアピン（同セロクエル）では、血糖値の上昇をきたすことが報告され、血糖コントロールの不良は胎児に影響を与えることから、血糖値はときどき検査しておいたほうがよいようです。また、神経管

（脳や脊髄の元になる部分で、発生当初は溝であるものがだんだん管の形に閉鎖していきます）の閉鎖不全など（二分脊椎など）のリスクが高まることから、葉酸を投与しておくとよいとの報告もあります。

統合失調症は増悪を繰り返すごとに治りが悪くなることがあり、また、再発時により多くの抗精神病薬を用いる必要が生じてしまいます。出産自体がストレスであり、精神疾患が悪くなる可能性があります。何よりも、精神症状があること自体が母体や胎児に危険をもたらすことから、妊娠前、妊娠中に治療が継続されることが望ましいと考えられます。

①基本的には現在行っている薬物療法を継続することをお勧めします。ただ、多剤併用が行われているなど、飲んでいる薬物を変更・減量する可能性がある場合には、妊娠する前の段階で整理がされていることが望ましいと考えられます。

②どうしても薬剤の影響が気になる場合には、器官形成期である第1三半期では薬物を減量し、その期間が過ぎたら元の量にする方法が可能性としてあります。

③前述したような統合失調症の特性から、抗精神病薬を中止して妊娠出産に臨むということには、精神科医として筆者は反対です。稀に例外があるとすれば、統合失調症といっても、病気の症状がいちばんひどかったときでも症状が非常に穏やかであったか、陰性症状が主体であって、症状が再発しても生活に支障がないと考えられる場合ですが、このようなことは通常は少ないと考えてください。

うつ病や不安障害などに対して付加的に抗

精神病薬を使用している場合には、これまで述べてきたように抗精神病薬の胎児に対する危険性は少ないのですが、用いることなく状態が維持できないのかという可能性を考えてみてもよいと思われます。ただし、抗精神病薬による治療前には症状が激しく、使用によって大きく改善したなど、抗精神病薬の効果が大きいと考えられるときには、薬を継続しましょう。精神科の主治医と十分な検討を行ってください。

気分安定薬の場合は

近年、気分安定薬がさまざまな場面で用いられます。気分安定薬は、言葉のとおり感情の上下を制御するため、主として躁うつ病、うつ病などの気分障害に用いられてきましたが、最近では統合失調症などでも、第二世代抗精神病薬を主剤として治療するときに、興奮や攻撃性の制御のために追加して用いられています。

気分安定薬の代表である炭酸リチウム（商品名リーマスなど）は、心臓のエブスタイン奇形がおこりやすいとされてきましたが、最近では、全体的な心奇形の危険率は1・5～3％程度であると言います。このため心臓の形成時期（第4～8週）には、できるだけ避けたほうがよいと思われます。

バルプロ酸（同デパケンなど）では、最も重篤であるのが、神経管の閉鎖を妨げて二分脊椎などを引きおこす危険性が1～2％で生じるというものです。バルプロ酸は、他の気分安定薬との併用でその危険性を増すことから、単剤での使用を目指したいところです。

妊娠初期には血中濃度が高くなりがちです

が、第3三半期にはむしろ血中濃度が低くなることから、母体の健康管理のためにも血中濃度の管理も重要です。血中濃度が高いと胎児への危険性が増すことが報告されています。葉酸を用いることで危険性が減る可能性も示唆されています。

カルバマゼピン（同テグレトールなど）も、神経管閉鎖不全を引きおこす可能性がありますが、その頻度はバルプロ酸より少ないようです。これらの薬剤は、やはりもともとの病気の重症度と薬物の持つ催奇形性などを比較して、継続するかについて検討するといいでしょう。頻繁に病相を繰り返す躁うつ病の方などで、安易に薬を中止することは危険です。躁うつ病においても、精神症状があることは、母体と胎児の両方に危険であるという報告があります。精神科や産科の主治医とよく相談して方針を決めていきましょう。

SSRIのときと同様に、逆に見れば、大多数の子どもが健康で生まれているという事実に、目を向けていただきたいと思います。

まとめ

妊娠と薬との問題でも、大切なのは患者さん自身の気持ちを考えることです。よく話しあって納得のいく方向性を見出しましょう。

家族が患者さんに薬の中止を強要したり、反対に堕胎を強要したりする悲惨なケースが今でもあります。患者さんはそのために苦しみ、再発してしまい、その病気からなかなか元の状態に戻れなくなってしまうのです。

健康な方でも堕胎により外傷後ストレス障害（ＰＴＳＤ）になる方もいるのです。患者さんのことを考えているつもりでも、そのことが患者さんを追い詰めてしまうことがあることを心に留めてください。

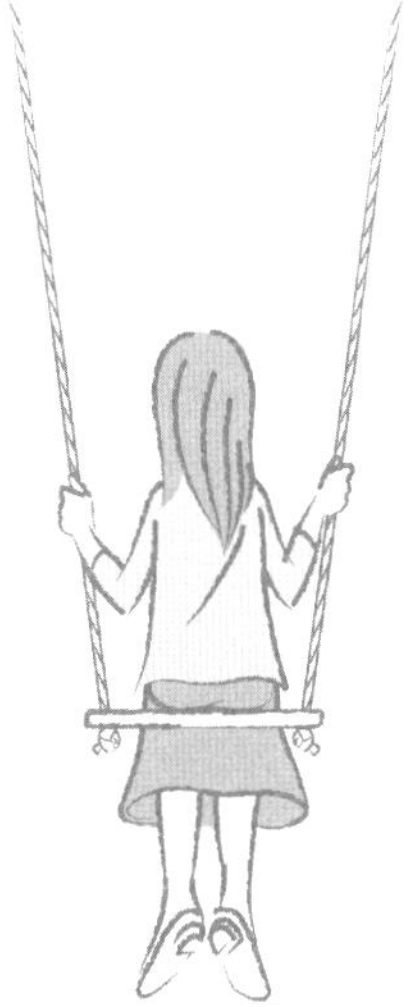

第4章

ボーダーライン（境界性パーソナリティ障害）

ボーダーラインとは何でしょう

ボーダーラインとは？

気がついたら自分の子どもに気を遣っていた。腫れ物に触るように接する癖がついている。一緒に生活していると振り回されているような気がして疲れて仕方がない。一生懸命気を遣ってあげて、希望をかなえてあげている間は機嫌もよく、親しみにあふれ、楽しいのに、あるきっかけで興奮し、ときには自傷行為に走る。そんなことが繰り返されて疲れてしまった……。

こんな経験はありませんか。このように家族の方が感じているときは、ボーダーラインという「境界性パーソナリティ障害」を考えてみる必要があります。

では、ボーダーラインと聞いて、どのような印象を持たれますか。境界性パーソナリティ（人格）障害とも呼ばれていると言うと、何だ、性格の障害か、と思われるかもしれません。ボーダーラインという言葉は、境界という意味ですから、何と何の境界かという疑問も生じます。

歴史的な経緯

ボーダーラインを説明するには歴史的な経緯の説明が必要です。ボーダーラインは、もともとは精神の病気を大きく精神病と神経症の2つに分けたときに、その中間に位置する状態として考えられたものです。

ボーダーラインと言われる状態は、その後、精神分析の領域で検討がなされ、現在は当初とは違って、対人関係において後述するよう

ヤマアラシのジレンマ

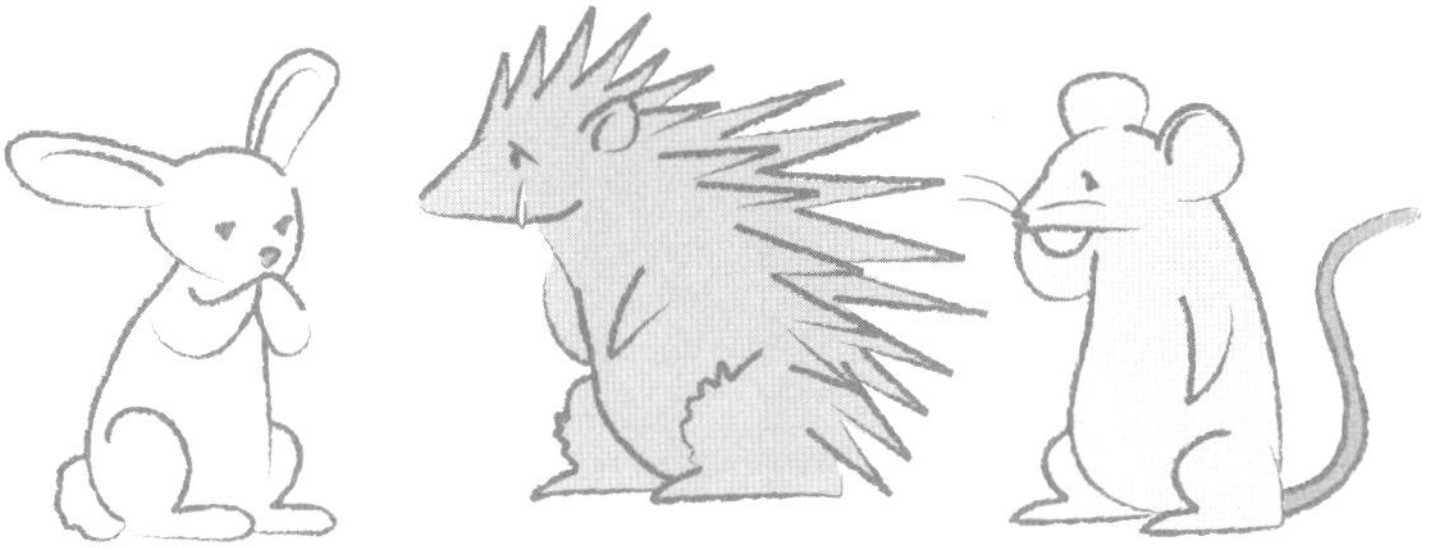

ボーダーラインの患者さんは、ヤマアラシにたとえられることがあります。人恋しくて近づきたいのに、自分の持つ棘が邪魔して近寄れないのです。

な、特徴的なパターンを持つパーソナリティ（人格）傾向の人たちを示します。

同じひとりの相手に対しても、よいイメージと悪いイメージを抱き、それぞれがひとりの人間の異なった側面であると考えることができません。そのためよいイメージを感じるときには相手と親しくするのですが、悪いイメージを感じるときには相手を拒絶したり、攻撃してしまうのが特徴と考えられています。

物事を善と悪の2極で考え、グレーゾーンを認めないことも特徴と言われています。また、「見捨てられることへの不安」が強く、そのために相手に近づこうとさまざまな要求を繰り返し、ときには攻撃し、さらにリストカットなどの自傷行為をしてしまいます。

相手に近づきたいのですが、自らの攻撃性

があって近づけない状態を「ヤマアラシのジレンマ」と呼ぶ研究者がいます。ヤマアラシは寒さのために身を寄せあっていこうとしますが、お互いの棘《とげ》のために近くに寄れないと考えて比喩的に言われたものです。

なぜボーダーラインになるのか

ボーダーラインになる原因にはいくつかの仮説があります。他の精神疾患同様、生来的な要因により、攻撃的で我慢ができにくい素質を持っている人が、成長するとボーダーラインになるという考え方があります。

たとえば、母親がボーダーラインで、子どもの感じる孤独や不安に十分に対応できていなかったり、または幼少期に受けた心の傷が影響しているなどの環境によって、ボーダーラインが形成されたという考え方です。

現在のところ、生来的な要素と環境的な要素が合わさっていると考えるのが一般的です。

ボーダーラインの子どもは、よく親に対して、「お前たちのせいでこんなになった」、「私の青春を返せ、責任を取れ」などと怒りをぶつけることがあります。しかし、生来的な要素があるうえに環境が関係しているとするならば、その環境をどのように受け取って、自分を形作っていくかは、その個人の問題です。

親がどんなに立派でも、子どもは非行に走ってしまうこともあります。親がアルコール依存症であっても、その子どもが必ず依存症になるわけではありません。反面教師という言葉もあるとおり、子どもは親の様子を見て、それとは異なった生き方をすることもできます。

小さい子どものころはまだしも、成人した人間のそのときの状態は、親ではなく本人の責任と考えたほうが適切でしょう。すべての責任を親が感じる必要はありません。

生物学的な見地からは、前頭前野の代謝が低下していることと、脳内でセロトニンの合成能力が低下しているという所見が報告されていて、これはセロトニンの調整を行うＳＳＲＩという抗うつ薬が有効である患者さんがいることから裏づけられます。

特徴的な症状は

ボーダーラインの方の特徴として、対人関係上の問題がまずあげられます。相手を理想化して依存し、信頼していきますが、わずかでも期待に反することがあると、相手をこき下ろし、激しく攻撃します。このため安定した人間関係を形成することが困難になります。

よく聞かれるのが「自分がどんな人間かわからない」「生きている感じがしない」などの言葉で、自分自身が確立されていないことを示しています。周囲の人間を当惑させてしまうのが、激しい攻撃性、怒りの表現です。とにかく激しく相手を攻撃します。このため周囲の人は腫れ物に触るように、ボーダーラインの方を扱うようになってしまいます。

ところが、本人は短時間でケロリとして、何もなかったかのように対応します。傷つけられた相手の気持ちを考える様子はみられないと言います。また、大きな問題となるのが、むちゃ食いや、薬物の多量摂取、性的な逸脱、リストカットなどの極端な行動です。

ボーダーラインの経過は

ボーダーラインといっても幼少期から問題が多い方は比較的少なく、むしろ成績もよく、親の言うこともよく聞く優等生だったということが多いようです。思春期となってボーダーラインの症状が明らかとなり、問題行動が生じていきます。

思春期から20歳代は症状が激しく、自傷行為、自殺企図なども繰り返され、生命にかかわることも少なくありません。ところが30歳代、40歳代と年を重ねていくと、約半数から3分の2の患者さんが、これらの問題行動が比較的沈静化し、仕事もできるなど社会的適応もよくなってくるようです。この時期になると、ボーダーラインの診断基準にあてはまらなくなることが多くなります。

ボーダーラインを治療する方法は

ボーダーラインの治療は、ほかの精神疾患と同様に薬物療法プラス精神療法となります。

薬物療法では、脳内のセロトニンの作用が弱まっていると考えられており、ＳＳＲＩでその作用を補強することで、衝動性が改善すると考えられています。しかしながらＳＳＲＩでは効果が認められない方もおり、その場合では、非定型抗精神病薬や気分安定薬と言われる薬が用いられることがあります。

精神療法では弁証法的行動療法と言われる考え方が注目されています。しかし、国内できちんとした形での治療を受けられる施設はまだまだ少ないようです。

接し方の基本

　ボーダーラインの人には感情の制御に問題があり、それを自分なりにコントロールしようとした結果、周りの人を振り回してしまいます。決してそれを求めてのことではないのだと認識することが、ボーダーラインの人と接するときの基本です。

　そのなかで、まず患者さんのことを理解し、認めてあげることが大切です。次に物事を黒か白かの2極で考えるのではなく、その間のグレーゾーンがあることを経験させ、理解してもらっていきます。

　また、距離が近づき過ぎると極端に依存してくるので、周りの人がそれに耐えられなくなって離れると、患者さんは失望して「見捨てられた」という体験をしてしまいます。適切な距離を保つ努力が必要です。

　このような対処をしながら、患者さんが成長し、社会に適応できるようになっていくことを見守っていきます。

まとめ

ボーダーラインは、対人関係において特徴的なパターンを持つ人たちです。表面上は攻撃性や自傷行為が目につきます。治療は薬物療法と精神療法です。家族は患者さんと上手に距離を保つことが大切です。

感情のコントロールができないとき

万能な存在を求める

嫌なことがあったとき、つらいことがあったとき、読者のみなさんはどうされますか。

大きな声で泣いてしまう。部屋にこもって寝てしまう。友人と遊びに行く。外へ出てスポーツで汗を流す。ゲームをする。おこったことを何とか肯定的に捉えようと考えを巡らせる。実はささいなことと思い込もうとする……。このような行動で、そのつらさを緩和するようにするでしょう。

しかし、大きな声で叫ぶ。泣く。手首を切る。ビルから飛び降りようとする。薬を大量に飲んでしまう。親に暴言を吐いたり、暴力を振るったりする……といった行動に走る人もいます。このような激しい行動は、周囲の方を困惑させ、本人にとっても社会生活や家庭生活を困難にします。

小さい子どもでは、泣く、騒ぐ、駄々をこねる、ショッピングセンターで寝転んで、「買って、買って」と物をねだったりする。こんな光景をよく目にします。

子どもは、両親は強く、常に正しい人たちで、自分は守られていると感じています。子どもにとって、両親は傷つくことなく、自分のすべてを受け入れ、要求をかなえてくれる存在と言えます。そのためあらゆる方法で両親に要求を突きつけます。しかし、このような行動は、家庭生活や社会生活を送るうえで、むしろ障害となるので、子どもの心の発達とともに自然に影を潜めていきます。

私たちは、嫌なこと、つらいことがあると、この幼少時の魔法を使いたくなります。感情を用いて問題を解決するという魔法です。まるで、困ったときに呼ぶとヒーローが来て助けてくれるかのように、幼いころ同様、万能の両親を求めます。このような希望（幻想）を抱くのは、誰しもが持っている側面ですが、これが生活を脅かすようになると話は別です。

17歳のIさんの例

Ｉさんは17歳の女性です。自殺企図を繰り返すということで病院に連れて来られました。「この子はどうしようもない」「入院させてください」と家族は言います。患者さんは「馬鹿！」「一生恨んでやる」と両親に悪態をつき、さらに診察室から飛び出して行こうとします。母親のささいな言葉に対して怒り、急に足で母親を蹴ろうとします。

両親とも、患者さんの顔色を窺い、腫れ物に触るような発言をします。聞くと、今日はディズニーランドへ出かけると言って楽しみにしていたのに、朝になって「着ていく服が気にいらない、買いたい」と言い出しました。時間的にも経済的にも無理だと母親が口にすると、急に怒り出し、「じゃあ行かない」と言って部屋へ戻り、それを連れ戻そうとした母親と喧嘩を始めたようです。

その場はそれでおさまり、ディズニーランドへ行くことになりましたが、高速道路のサービスエリアで、ささいなことに怒り、展望台から飛び降りようとしました。

これまでにも、朝遅くまでよく寝ているなと思って母親が部屋を見にいくと、薬の空ビンが転がっていて、急性中毒をおこし救急車で病院へ運ばれたことがありました。手首には無数のリストカットの跡があります。一晩中友人と外出して遊んで来たりして、両親の話を聞かないことが多かったようです。そうかと思うと、母親と料理をしていると、とても和やかで、楽しそうに会話もし、料理自体も上手であると言います。

まずは生命の危機を脱する

ここでいちばん大切なのは、生命を守るということです。自傷行為で生命に危険が及ぶような問題がないか、後遺症が残るような問題がないかを確認します。

重症な場合には、精神的治療はあとにして、まず一般の救急にお願いして、身体的な治療を受けることが先決です。外傷がある場合には、その治療が優先されます。刃物を振り回すなどの危険な行為があった場合には、警察の介入も必要になることもあります。

現在用いられている向精神薬は、生命に影響を与えることは比較的少ないとされていますが、大量に服用した場合には、やはり安心はできません。薬物により大切な臓器に影響が出てしまうことが心配です。

薬物中毒の場合では、服用後1時間以内でしたら、吸収される前に胃洗浄などで体から出す方法が適応となります。時間が経っていても、点滴で血中の薬物濃度を下げる、尿からの排泄を促進させる、といった手段が可能なこともあります。できる限り早い段階で、病院に相談しましょう。

精神的な問題を検討するときには

精神的な問題は、身体的な問題と同時に検

討できるとよいのですが、身体的な問題が一段落してから検討する場合が多いようです。

精神的な問題を検討するときには、リストカット＝ボーダーラインと決めつけず、まず精神の病気が潜んでいないかの確認が必要です。繰り返しの自傷行為、衝動性の高まりが認められるものに、統合失調症、気分障害（躁うつ病、うつ病）があります。うつ病やパニック障害ということで用いられた抗うつ薬のために、同じような症状になることもあります。

特に気分障害は、ボーダーラインとの合併も多いと言われています。この面での検討はぜひ行ってもらいましょう。

稀にホルモンの病気、感染症、脳の腫瘍など、体の病気で精神的な変調をきたすこともありますので、その検討も大切です。

まとめ

感情のコントロールができないときには、自傷行為や他害の危険が生じることがあります。このときは、何より本人や周囲の人の安全・生命の問題を考えます。

リストカットがあったからといってボーダーラインと決めつけず、他の問題がないか検討することも大切です。

入院が必要なケースでは

入院を考える場合

自殺企図が激しく、家庭では容易に落ち着くことがない場合には、精神科病院への入院が必要になることもあります。

入院を検討する場合、患者さんと治療側とで治療に関する契約を結ぶことになります。大切なのは入院の目標を、患者さんと家族、治療者が共有することです。薬物調整なのか、環境調整なのか、家族との距離を離すことが目的なのか、期間はどれくらいかなどです。

親との関係が患者さんへの刺激になることも考えられますので、面会が制限されることもあります。入院中は、治療者たちは患者さんの夜間の面接希望や外出希望、物品の要求などに対して、過度には対応しないようにしています。このため、患者さんは「この病院は誰も相手をしてくれない」「お母さん、助けて」などと、親に対して助けを求めたりもします。ここで、「やっぱり、私しかこの子を守ってやれない」「病院はひどいところだ」などと思い込み、親が来院して患者さんを連れ帰ろうとすることもあります。

任意入院では本人が、医療保護入院という制度では保護者が、入院継続の意思を継続することが大切です。そうでないと、再び家庭で同じような状態が繰り返されることとなります。約束の退院日までは、患者さんも家族も、ともに約束を守ろうとすることが大切なのです。

病院内での約束ごと

病院ではさまざまな制約があります。病院ごとに病棟の構造や運営の方法が決まっており、約束ごとがあります。症状によっては、閉鎖病棟に入院となることもあります。

病棟のスタッフも、四六時中患者さんの希望に対応できるわけではありません。持ち込めるものも決まっており、携帯電話やパソコンは持ち込めない病院も多いようです。刃物など危険なものは当然ながら持ち込めず、持ち物検査もあります。未成年の方の喫煙も当然禁止です。

入院中に、自傷行為やほかの患者さんの迷惑になる行為、異性との問題などにより、部屋を替わったり、場合によっては鍵のかかる保護室に収容されたり、拘束される可能性もあります。問題によっては、その時点でやむなく退院となることもあります。

家族が意思を統一させ、一貫した態度で臨むことも大切です。母親は入院に同意したが、父親はしていない。薬物療法に不安を持っている家族がいるなど、家族内の方向性に不一致があると、人間関係に敏感なボーダーラインの患者さんは、それを容易に感じ取ります。

もし不一致があっても、患者さんの前では表出しないようにします。家族のなかでの意思統一が図られず、態度が一貫していないと、治療が停滞したり、後退したりしてしまいます。

入院の意味を考える

入院の意味を考えてみましょう。ボーダーラインの患者さんは、見捨てられることへの不安が強く、過度に依存的で、情動が不安定です。その不安定さを埋めようと、親に対し、さまざまな要求を繰り返し、心を満たそうとします。そして要求が満たされないと行動化してしまい、このために家族は腫れ物に触るように患者さんの顔色を窺い、患者さんの要求をかなえながら生活します。

この悪循環が増幅したため入院になるわけです。入院には家族と患者さんの距離を広げる意味があるのです。本人からの電話ですぐに退院へ動いてしまう家族は、せっかく作り出そうとした距離を自ら縮めていることになります。

本章の始めで説明したように、ボーダーラインであれば、親との関係が大きなテーマとなります。入院して治すという問題ではなく、両親と暮らすなかで、両親と患者さんがお互いに成長し、家族全体として治していくことが理想的です。このため、医師によっては、入院治療は何があっても行わない方針を持つか、さらに治療の対象ですらないと考える医師もいます。

ボーダーラインという診断がついて、「病気だから病院で完全に治して帰って来い」などと言う家族もいますが、これは患者さんが親に対して抱く万能の幻想を、親が医者に対して同じように持っているということとなります。

患者さんだけを病院に入れて治すと考えることは、反対の方向から考えれば、家族自体に問題はないと思っているということです。それだけその家族の病気の根は深いと言えます。この場合、入院治療はしないほうがむしろよいと考えられます。誰が加害者でも、誰が被害者でもない。大切なのは、みんなが患

同じことです

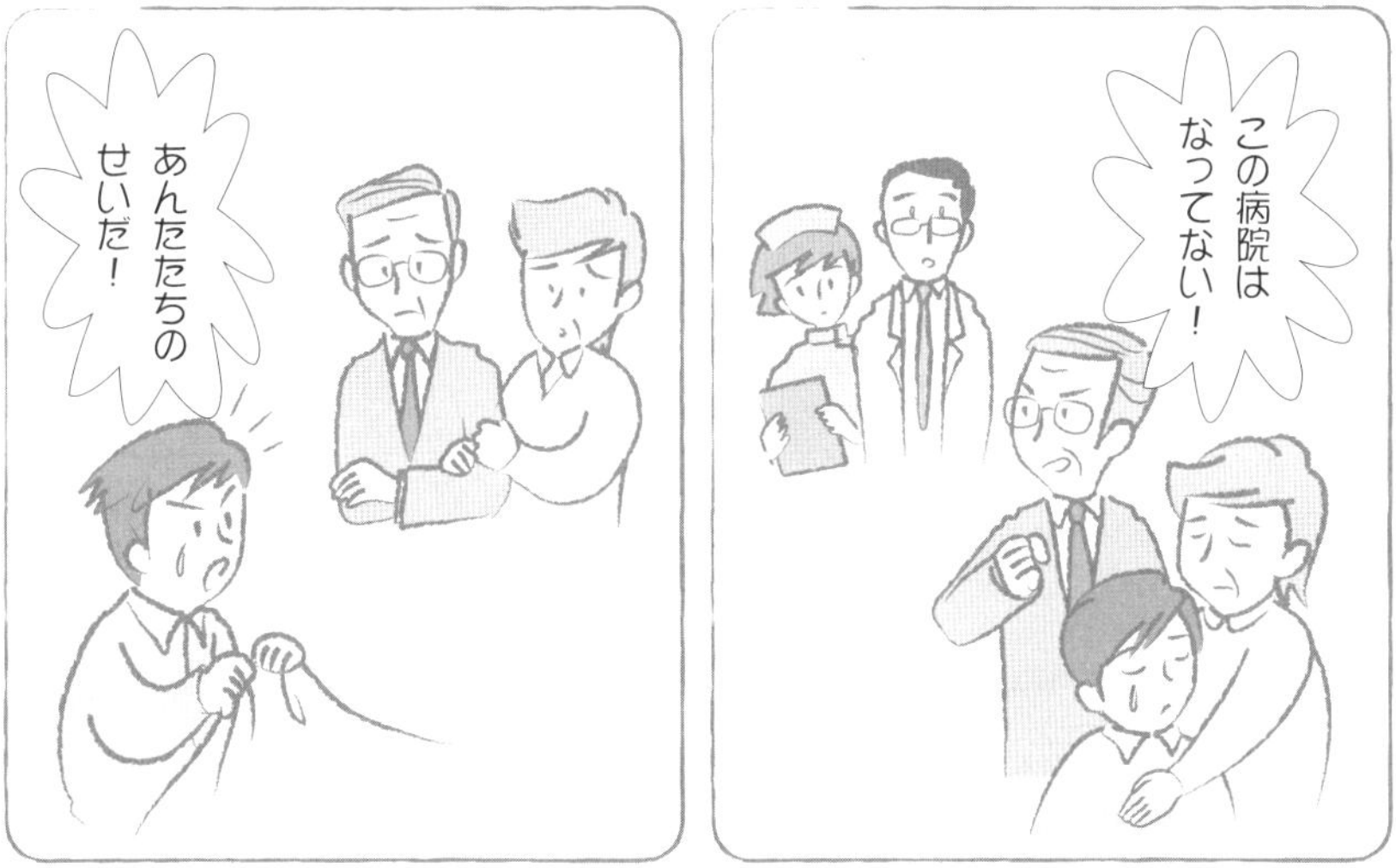

者さんの病気と治療に責任を持っていると認識することです。

心の距離を取るということ

心の距離を取ることについて考えてみましょう。まず考えたいのが、そのときそのときにおこる問題は、誰の課題かということです。

入院中では、主治医と意見が違っている、または看護師さんとうまくいかない。だから「お母さん何とかして」と訴える患者さんがいたとします。これは誰の課題かと言えば、患者さん自身の課題です。うまくいかない相手との人間関係が課題です。これまで何度も家庭のなかで繰り返された対人関係の問題でもあります。

本来、もし問題が存在するなら、患者さん自身が主治医や看護師さんとしっかり話しあって解決方法を探していくべきです。入院するときに、患者さんも治療契約を主治医と結んでいたはずです。親が自分の課題と捉え、病院に押しかけ、患者さんと一緒に主治医や病院の批判を始めたとしたら、患者さんと家族の間に心理的な距離が取れておらず、それぞれの課題に対して、それが誰の課題であるのか区別ができていないことになります。

自傷行為への対応についても同様です。死んでやるといって手首を切った場合、痛い思いをするのは誰でしょうか。救急病院へ行って点滴をされたり、処置をされてつらい思いをするのは誰でしょうか。それは誰の課題なのか、そのことも考えてみる必要があります。

自傷行為に対しては、家族は無視してはいけません。必要な対処をし、話しあうことが大切です。自傷行為に対して家族がパニックになり動揺すると、それでその行為は症状としての有効性を高め、さらにエスカレートする結果になります。冷静に、距離を取って対応します。

「郵便ポストが赤いのも、電信柱が高いのも、みんな私が悪いのよ」というフレーズが、昔はやったことがあります。「私」とは関係のない事柄でも、すべて自分のせいにしてしまう。自分の課題と考えてしまう傾向があることに、家族が気がつくことが大切です。そのうえで、患者さん自身に治療者側と相談するよう促してみてはいかがでしょうか。

制御が困難な場合

攻撃性や衝動性が激しく、制御が困難な場合には、向精神薬が用いられることがあります。ボーダーラインでは衝動性を抑えるために、抗うつ薬が効果を示すこともありますが、逆に衝動性を高めることもあるようです。

あるボーダーラインの女性は、抗うつ薬を服用中は、「調子がいいです」と主治医に言い続けていました。確かに、患者さん自身は調子がよいと感じていたようですが、実は、活動性が高まり、また攻撃的にもなっていました。周囲とのトラブルが頻発し、最後には刃物を振り回したため、措置入院となってしまいました。

このような場合には、抗精神病薬を用いると、よい結果が得られることもあります。薬が処方された場合には、その薬を飲んで患者さんの状態がどのように変化したかを記録し、それを主治医に伝えることが重要です。

特に外来では、主治医はその患者さんの一場面しか見ることができません。患者さんは自分の感じたことを主治医に伝えますが、客観的な状態を把握するには、家族の助言が必要になります。

まとめ

ボーダーラインの方の症状が激しく、入院が必要な場合には、入院時に治療契約がなされなくてはいけません。この入院の意味は、家族との距離を離すということにあります。

入院によって物理的に離れてみたところで、患者さんとの距離について考えてみましょう。そのためには、そのときどきの問題が誰の課題であるか考えることが有用でしょう。

家庭での過ごし方

悪循環のなかでの疲弊

夫がいつもより遅く家に帰って来ると、妻が「もう帰って来ないかと思った」と言って泣く。少しでも遅くなると頻回に電話をする。若い夫婦にはよくあることでしょう。

何だかほほえましいとも感じますが、これが、遅れて帰って来ると、妻が怒って夫を問いただす。気がつくと手首を切っている。昼間から職場に何度も電話をかけ続ける。電話に出ないと職場にあらわれて夫を責める、という状況になるとなかなか大変です。

つきあっていた夫のほうが気持ちが動揺し、また、いつも「あなたのせい」と言われ、さらに患者さんの実家からも、すべての責任は夫にあるとばかりに攻め立てられて、抑うつ状態になってしまった方が何人もいます。

一方で、患者さんのほうも要求は満たされず、焦燥感は高まり、気持ちは不安定になっていきます。常識を超えた要求に応え続けているうちに、応えていた夫のほうが疲弊してしまい、限界に達していきます。

応えていくと、要求がエスカレートしていく。応えないと患者さんが興奮したり、泣いたり、手首を切ったりという行動をおこす。そのためさらにエスカレートしていく要求に応えていく。

このような悪循環が、前の章と同様に認められます。悪循環を引きおこさないためには、やはり家庭でも、心の距離を取ることが大切です。

心の距離を取るために

距離を取るというのは、単に患者さんとの物理的距離を言うのではなく、心の距離を取るということです。ここではちょっとした言葉遣いで違ってくる心の距離について説明します。絶対的な言葉遣いと、意見としての言葉遣いの違いです。

「明日、どの服を着て行こうか」と相談されたとします。絶対的な言い方は「これにしなさい」「これがいいよ」というものです。意見としての言い方は「私だったらこれにするけど」「これなんかどう」というものです。この2つの言い方の違いがおわかりになるでしょうか。

前者では、相手に対し自分の意見を押しつけています。違った見方をすれば、相手がするべき判断をこちらでしてあげています。お

■代わりに判断してはいけません

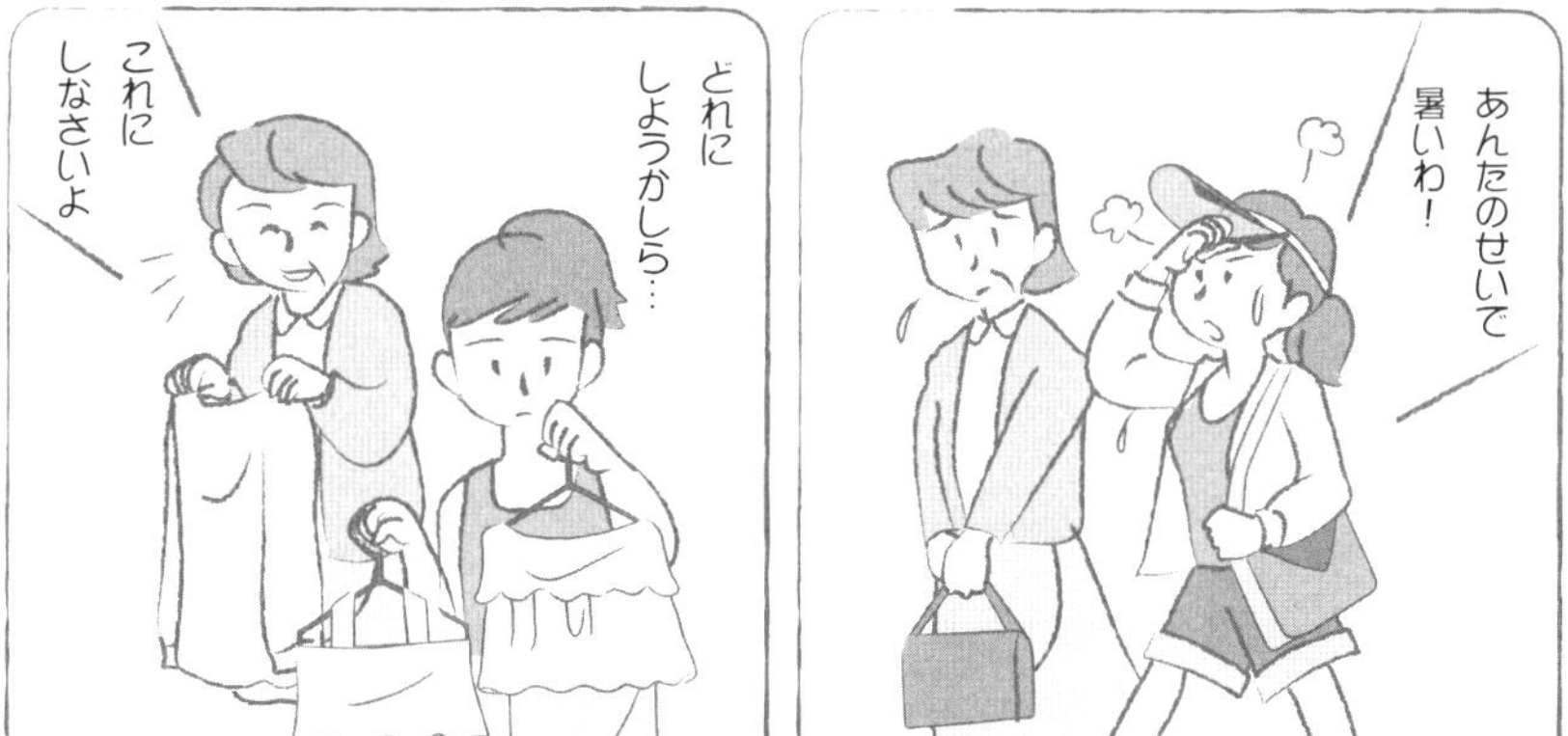
どれにしようかしら…
これにしなさいよ
あんたのせいで暑いわ！

自分でできる判断は、自分でしてもらうことが、患者さんの成長につながります。
代わりに物事を決める習慣を続けると、いつまでたっても「親のせい」です。

互いの心の障壁、人と人の境を取り除いてしまっています。後者では、「私だったら」という表現により、あなたは自分で判断するだろうけれど、という意味が含まれ、相手に自分で判断することを求めています。

このような言葉を使うことによって、人と人との心の境界を確認し、異なった「人」としての距離を求めているのです。

最初の例で言えば、寂しいから早く帰って来てほしい。それは希望であり、まだ距離が保たれていると考えられます。しかし、希望すればそれがすべてかなえられたとすれば、それは希望ではなく決定です。夫の意思は関係なく、妻の気持ちにしたがう選択肢しかなくなっています。

これでは2人の間の心の距離がなくなり、希望する人の意思で相手が影響され、動かされていることになります。巻き込まれているとも言えます。妻の要求がエスカレートする前の段階で、早く帰れることもあれば、仕事で帰れないこともあることを確認しておくべきでしょう。

緊急でもない事柄で、何度も職場へ電話することは、社会常識から考えても許されません。このことをお互いに冷静に話せるときに、話しあっておく必要があります。

家族にも家族の都合があり、相手の気持ちに常に応えられるわけではないことは、お互いにわかっていなくてはなりません。家族といっても、各々別の人間であり、それぞれに都合や考え方に違いがあると認めあうことが重要です。

このようにして心の距離が取れてくると、家族に心の余裕が生まれます。心に余裕が生まれれば、より落ち着いた患者さんとの関係が得られます。おこった事柄に家族が右往左往せず、安定した対応をすると、患者さんも落ち着いてきます。

誰の課題か考える

日常生活で心の距離を上手に取るためには、そのときそのときにおこっている問題が誰の課題か考えることが有用です。

患者さんが仕事のために、朝早く起きなくてはならない。そのことは誰の課題かと言えば、仕事へ行く当事者です。両親など家族の課題ではありません。頼まれていないのに、朝起こしてあげる、間にあわないからと車で職場に送って行く。このような行為は、やはり距離を考えない行為と言えるでしょう。

患者さんから朝早く起こしてくれるように頼まれたなら、そこで、たとえば「朝7時に1回声をかける」と約束をしたとします。もし起きられなくて、職場や学校で怒られたり、職を失ったり、試験を受けられなかったりしても、それは本人が引き受けるべき問題で、起こさなかった親の問題ではありません。

あくまで、朝1回声をかけるまでが約束で、朝起きて仕事へ行くということは、本来患者さん自身の課題です。無制限に課題を引き受けてしまうと、そこで患者さんと家族との距離はなくなってしまいます。毎日おこる出来事を誰の問題か考えて、自分の課題は自分で、相手の課題は相手の問題として対応することで距離が生まれます。

患者さんが自分で対処しようとしても問題が困難で、他人の助けが必要なときには、そう依頼して助けてもらわなくてはなりません。

その際、家族はどこまで引き受けるかを明確に決めておくことが必要です。最終的に自分の課題はあくまで自分の課題として解決する必要があるのです。

そうでなければ、気がつくと家族は当事者のように問題を解決しなくてはならなくなり、親切でやってあげただけなのに、失敗すると責められる立場になっています。

距離を取るもう一つの方法

心の距離を取るために有用な方法がもう一つあります。ボーダーラインの方は、感情を荒らげ、ときには家族であるあなたを激しく攻撃し、追い詰めます。それが本来は家族の課題ではなく、患者さんの課題であるときもそうです。このようなとき、家族は必死で耐え、感情を押し殺したり、逆に怒ってみせたりして、相手を落ち着かせようとします。

このとき、なだめようとすればするだけ、患者さんがますます興奮してしまい、困ったことはないでしょうか。興奮しそう、感情を高ぶらせている、イライラしていて話を続けると爆発しそう。こんなときには、「今は気持ちが高ぶっているから、もう少しあとで落ち着いたら話をしよう」と言って、いったん間をおきます。そして本人が少し落ち着いてから、問題について相談し、解決していくことが重要です。

感情を高ぶらせ、泣きながら何かを訴えて、それが通れば、その次も同じことを繰り返します。同じような方法で駄目であれば、さらにエスカレートした方法で無理を通そうとしてしまうものです。

感情的になっているときには、その場での

やりとりは最小限とし、別に時間を取って冷静に話しあい、問題を解決するという方法を取るべきなのです。

どうしても距離が取れないとき

前記のようにしようとしても、あまりにエスカレートしてしまっていて、なかなか落ち着いた関係を取り戻せないとき。

このようなときは、一度、思い切って距離を取る方法もあります。感情的に巻き込まれ、激しく攻撃されて、何かあるたびに死ぬと脅されて、家族がつらくていられないときには、一時別居をしなくてはおさまらないこともあります。

あまりに極端なときは、前の項で触れたように、一時的な入院が適応になることもあります。物理的に距離が開くと、自然に心の距離も開いていくものです。

努力を認めてあげることも大切

この章では、距離を取ることを強調してきましたが、同時に、患者さんを認め、理解し、支持することも大切です。興奮していようが、落ち着いていようが、泣いていようが、「何より大切な家族である」ことを忘れず、そのことを相手にも伝えてあげましょう。

そして、患者さんが一生懸命行っていること、その努力を認めてあげましょう。仕事でも、学業でも、習いごとでも、どんなことでも努力は尊いものです。成功しなくては意味がない、努力は実を結ばなくては駄目、などという考え方が家庭のなかにあったなら、それは患者さんのグレーゾーンを認めない考え方を強化してしまっている可能性があります。

努力そのものが認められ、そこに意味を感じたときに、努力が継続し、患者さんも変わっていけるのです。このときも「よくやった」「がんばったな」などの頭ごなしの激励ではなく、一緒に喜び、楽しんでいく、場合によっては一緒に努力する、そのような姿勢が好ましいと思われます。

まとめ

自宅でボーダーラインの人と暮らしていくうえで気をつけることは、お互いの心の距離を取ることです。自分の領域、相手の領域を意識し、依頼もされないのに相手の問題に、不用意に手を出したりしないことが大切です。

その一方で、患者さんの努力を認め、一緒に喜ぶ姿勢が患者さんを支えます。「大切な家族のひとり」という気持ちは、常に忘れないようにしたいものです。

社会に戻っていくにあたって

悪循環に陥らない枠組みを

ボーダーラインの患者さんは知的な能力に関しては、むしろ一般より優れていることも多く、就職活動なども問題なく行い、就職に成功することが多いようです。仕事の内容や処理能力でも一定の評価を得ます。問題は、その職場で展開される人間関係です。

仕事ができるがゆえに、目をかけてくれる上司、親しくなった同僚などが感情的に巻き込まれてしまうことがあります。お互いに支障なく職場で仕事を続けていくためには、家庭と同様に、お互いの距離を取ることが大切になります。

職場では、特に勤務時間中は距離を取ることは比較的簡単かもしれません。勤務中は、仕事と関係のない無駄話はしないと決めればよいのです。泣くなど本人の気持ちが不安定なときには、現場から離れて休憩してもらい、気持ちが落ち着いたら戻ってもらう。その姿勢を貫いていれば、職場がボーダーラインの患者さんによって動揺してしまうことはありません。また、ボーダーラインの患者さんのほうも、職場では比較的問題なくしっかりと仕事をします。

問題が生じてくるのは、患者さんが個人的に上司や同僚と親しくなった場合に多いようです。ボーダーラインの女性が上司の男性と親しくなってから、職場で倒れたり、職場で泣いてみたり、感情的になったりするといった問題が生じることがあります。

通常、対象となる上司や同僚がその場に

いるときに、そのような状態になるため、この人たちは患者さんのために仕事を手配したり、代わりに仕事をやってあげたりします。

患者さんが、具合が悪くならないようにと言って、徐々に気を遣うようになっていきます。そして、家庭でも見られた、あの悪循環が始まっていきます。それを予防するためにも職場では、前記のような枠組みをしっかり保つことが必要なのです。

就職したときの家族の対応

就職すると、朝起きることからお弁当を作ること、業務についていけない、職場での人間関係など、さまざまな問題が生じてきます。

これらの問題に関して患者さんは家族に相談を持ちかけてくることがあります。相談された問題に対しては検討し、アドバイスしてあげましょう。しかし、前の項でも述べたように、問題を丸抱えすると、せっかく患者さんが社会に出て自分で問題を解決するチャンスを失ってしまい、また、家庭内での距離が取れないという問題に逆戻りし、それが再燃します。

仕事の内容で悩みがあったら、「私ならこうする」とアドバイスしてあげることはよいでしょう。しかし、家に持って帰ってきた仕事を代わりに終わらせてあげる、職場に連絡を取って問題を解決してあげるなど、問題を丸抱えしてはいけません。

職場での人間関係も、「どうしたらいいんですか」と解決方法を求めてくることがあります。相談にのってあげることはよいのですが、直接手を出したり、代わりに方法を決めてあげたりすることは、患者さんの問題解決能力を認めていないことになり、患者さんの成長を阻害します。

アドバイスをして、患者さんが解決していくのを見守り、解決できたらともに喜んであげることです。そうすることで患者さんは一歩ずつボーダーラインから踏み出すことができます。

失敗はあたり前

もしも、患者さんが失敗したらどうしよう。そんな心配を家族がすることがあります。しかし、あくまで患者さんの問題を、患者さん自身が解決しようと努力して失敗するわけです。その結果は、患者さん自身で受け止めなくてはいけません。

失敗させないように両親なり家族が手をまわしたり、手を貸したりすることで、失敗なく人生経験が進んでいったとしたら大変なことです。失敗の怖さも知らず、失敗が教訓になることも知らない人間を作り出すことになります。

失敗はつらいことですが、そこから人間は成長します。そのためには本人の努力を周りの人が理解してあげる必要があります。努力が何よりも大切なことであると、家族の方も信じて、努力できたこと、一部でも達成したことがあればそれを喜びましょう。

あくまで常識の範囲内で

現在の厳しい経済情勢で、就職しても職を失うことは稀ではありません。職場で仕事上の大きな失敗をしたときには、職を失うこともあります。次の仕事を探すのも楽ではありません。そうなると、家族はありとあらゆる関係を駆使して、患者さんに仕事を探したり、職を失うことを阻止しようとすることがあります。しかし、それも常識の範囲内で行うべきです。

これまで述べてきたのと同様、自分の行動の結果については自分で責任を負うこと、理不尽なこと、たとえば一方的なリストラでも、社会ではそのようなこともあることを経験しなくてはなりません。患者さんがその経験を乗り越えていけると、家族は信じてあげることが大切です。

まとめ

ボーダーラインの患者さんが仕事をするにあたっては、周囲の人との人間関係が問題となります。また、仕事に関しても家族との距離が近づいてしまわないように配慮することが大切です。

社会で経験をつむことで患者さんは成長していきます。それを信じて手を出すのを我慢することも必要なのです。

◆コラム

パーソナリティ障害の歴史とその定義

現在、私たちが「パーソナリティ障害」と呼んでいる障害も、他の精神の病気と同じようにさまざまな変遷を経て、その定義が定まってきました。パーソナリティ＝人格と訳してみましょう。人格障害と聞くと、迷惑、困惑、犯罪、反社会的、攻撃的などの悪いイメージを感じることでしょう。

精神医学の父と言われ、躁うつ病、統合失調症の2大疾患の考え方を確立したクレペリンは、性格的な偏りを持つ人を精神病質と呼び、さらに細かく易興奮性人格、軽はずみ人格、欲動型人格、反社会性人格、控訴型人格など、社会で困る人たちを類型化しました。

それに対し、『体格と性格』の著書で有名なクレッチメルは、体質学というものを提唱し、特定の体質と気質が関係し、これらの遺伝的素因の変動や破綻から、精神病の状態となると考えました。

例をあげれば、痩せた細長型の体格の方は、統合失調気質と言われる疑り深い特徴を持ち、対人関係が苦手な人が多く、ストレスや環境の変化などがあると、病気としては統合失調症になるというものです。人格障害が病気と正常の間に位置するという考え方と見ていいかもしれません。

これらの考え方を整理したのがシュナイダーです。シュナイダーは、まず定義として、通常の標準的な性格傾向から大きく離れた性格特性を持つ人を異常人格と呼び、その異常性のために本人、または社会が苦しむものを精神病質人格と呼びました。

現在のパーソナリティ障害の概念は、この精神病質人格にあたると考えられます。アメリカの新しい診断基準（ＤＳＭ）の影響で、１９７０年代から精神病質という呼び方に代わって人格障害という訳語が用いられましたが、人格という言葉に差別的な要素が含まれることから、最近ではパーソナリティ障害と呼ぶことが多くなってきています。

現在の国際的診断基準の一つであるＤＳＭ―Ⅳでは、以下のＡ～Ｆまでのものすべてを含むものを、「パーソナリティ障害と呼ぶ」と定義しています。

Ａ：性格の傾向のうち、認知、感情、対人関係、衝動制御のうちの２領域以上にわたる正常からの大きな偏りがあること。

Ｂ：その偏りが、相手や状況によって変化することなく、個人的、社会的に幅広い範囲で観察される。

Ｃ：個人的苦痛、社会的に機能不全をおこしている。

Ｄ～Ｆ：これらの偏りは長い期間続き、精神の病気の結果では説明されず、薬物乱用やその他の病気（脳の外傷など）によるものではない。

◆コラム

ボーダーラインの診断基準

本文中で示したように、ボーダーラインの考え方自体が時代とともに変化してきています。精神病と神経症とのボーダーラインであるという考え方から、精神分析的な面からの考え方までさまざまなものがあります。

しかし、臨床の医師たちが治療にあたってきた患者さんは、実は同じ状態を示す人たちであり、その捉え方を変えただけとも考えられます。

現在広く使われているＤＳＭ―Ⅳでは、以下のように臨床家が捉える症状から診断基準を決めています。このようにすれば、今後、再び障害の位置づけや理解の仕方が変わっても、この診断基準で示されるパーソナリティの状態は変わりません。アメリカの精神医学が進歩した背景には、このような合理性があるのではないでしょうか。

ＤＳＭ―Ⅳの診断基準では、ボーダーライン（境界性パーソナリティ障害）の診断には以下の8つに分類された症状のうち、5つ以上があることが必要とされます。

1）相手に見捨てられないようにする、まさになりふりかまわない行為や努力。

2）相手に急激に接近し、理想化させたかと思うと、自分が受け入れられないと感じて、急激にこき下ろしたりする、不安定で激しい人間関係の持ち方。

3）自分が確立されていない。自分が誰かわからない。本当の自分がわからない。

4）浪費、性行為、薬物乱用などの、自分に被害の及ぶ行動。
5）自殺に関する、脅し、実際の行為。
6）急激で激しい感情の変化。
7）自分が空っぽであるという感じ。
8）不適切な激しい怒り、または怒りがコントロールできない。
9）妄想などを一過性に持つことや、人格が急に変わったようになること。過去を忘れることなど。

米国精神医学会『ＤＳＭ―Ⅳ―ＴＲ　精神疾患の診断・統計マニュアル 新訂版』（髙橋三郎・大野裕・染矢俊幸訳、医学書院、２００４年）より一部改変

5章

摂食障害

摂食障害とは

肥満に対する恐怖

「ダイエットをして健康になろう」「メタボリック症候群の予防をしよう」。このようにダイエットに対しては、社会一般に容認する傾向が強いのが現状です。

テレビをつけると、スレンダーな美女がにっこりと微笑んでいます。バナナダイエットも、バナナが売り切れるほどのブームとなり、一つの社会現象となっていました。その一方で体重が必要以上に減り、命にもかかわる人がいることはあまり知られていません。

ところが、家族に摂食障害の患者さんがいて苦しんでいる方は意外と多いのです。摂食障害には大きく分けて、食事を摂ることを拒否し、痩《や》せていってしまう神経性食思不振症と、食事を大量に摂り、その後嘔吐したり、下剤を乱用したりする神経性過食症の2種類があると考えられています。

神経性食思不振症は、アメリカ精神医学会の診断基準（DSM—Ⅳ）を基準に概観すると、標準体重を15％以上下回っている状態で、体重の増加や肥満に対する恐怖を持っている。すでに痩せてしまっている自分自身のことをまだ太っていると思うなど、自分自身の体に対して適切な判断ができなくなっています。

食事を制限したり、まったく食べなかったり、太ると言われる食べ物を食べなかったりします。野菜ばかり食べていたり、海草ばかり食べていたりすることもあります。

意外なことに、食べ物に対する興味は人並

み以上に持っており、料理を作ったりもします。ただ、自分で食べるよりは家族に食べさせようとし、家族はそれで閉口してしまうことがあります。

体重が減ってくると生理が止まってしまいます。栄養状態が悪いことから、毛が抜けたり、虫歯ができたりします。皮膚は乾燥して、産毛が多く認められるようになります。血圧も低くなり、立ちくらみをおこしやすくなります。骨も弱くなり、わずかなことで骨折してしまうこともあります。

過食と嘔吐を繰り返す

神経性過食症では、むちゃ食いを繰り返します。これは通常お腹がすいたからと言って食べる量ではありません。買い物籠一杯に食物を買って来て、それを食べ続けます。この間は、自分で自分を抑えられないようです。

その一方で、体重の増加を防ぐために、定期的に、または食後などに、指を口の中に入れて吐いてしまい、手には吐きダコができます。慣れてくると指を入れなくても自然に吐くようになってしまいます。

吐物がトイレや洗面台に詰まることが頻発し、家庭内で問題になることもあります。吐き続けるために食道が裂けたり、胃に穴が開くこともあります。

このようなむちゃ食いは週に2回以上認められます。さらに体重や体型への関心が常にあります。

長期的な経過

アメリカ精神医学会のガイドラインを参考に、摂食障害の経過をまとめると、神経性食思不振症では、2～4年の経過のなかでは、約半数が体重も回復し、生理も再開するなど良好な経過を示すようですが、25％は同様の状態が続き、5％程度は死亡例があります。驚いたことに20年以上の経過を見ると、死亡例は20％にのぼります。

そのなかでも若年発症の方は、比較的経過がよいようです。一方で体重が標準体重の60％を切っていると生命予後がよくないようです。身体的には心臓血管系の問題（不整脈や血栓症）、骨折が重要で、また、自殺の多いことにも注意が必要です。

神経性過食症では、5年程度の間に半数から7割の患者さんの症状が軽減すると言われています。

若年発症が典型的

摂食障害は、典型的には高校生や大学生の段階で女性に発症します。多くは親の言うことをよく聞き、反抗期などと言われても親にも覚えのないような、成績も優秀で、完璧な「よい子」として成長しています。このため、両親はあんなによい子が、あんなに明るかったのになど、病気になった原因を問われても、まったく思いあたることがないと言います。

このように完璧で、両親の価値観や要求に過度なまでに応えてきた子どもは、高校生、大学生になり、生活する社会が広がってくると、それまでの勉強ができていればよい、親の言うことを聞いていればよいなどの、幼少期の価値観が揺らいできます。高校、大学では、さまざまな価値観を持った人たちのなかで暮らしていかなくてはなりません。

このように自分という存在が不安定なときに、ダイエットという誰もが認めてくれるものは、とても魅力的に映るのではないでしょうか。

体重が減ると、周りの人たちはほぼすべて、「痩せたね」「いいね」と言い、認めてくれます。このためダイエットにますますのめりこんでいきます。ダイエットが常習化し、ある体重以下に体重が減ると、あまり食事に興味がなくなり、食べたくなくなると言います。

むしろ食事を摂るように周囲が言うと、それを拒否し、自分はまだ太っているから、とも言うようになってきます。そして先に示したような症状を示すようになります。

成人してから発症した場合

成人してから発症する方たちは、目に見える形での葛藤から摂食障害になることが多いようです。結婚生活のうえでの葛藤、夫婦関係の危機、嫁姑の関係など、話を聞くと誰でも悩み、苦しむほどの強いストレスがきっかけとなっていることがあります。

それと同じように多いのは、うつ病や統合失調症、パーソナリティ障害の症状として摂食障害の症状が認められるケースです。さまざまな病気が関係することから、それらの病気や状況を見落とさないようにすることが、その後の経過を左右します。

患者さんの状態、言動、人間関係、これまでの生活史など、できる限りの情報を主治医に提供しましょう。家族内の問題を主治医や治療者に隠したまま治療を受けさせようとする家族もいますが、このような場合にはなかなかよくなりません。治療の効果がないと不思議に思っていたら、数カ月、ときには数年して、やっと家族内の問題がわかることもあります。正しい診断と治療には正確な情報が不可欠なのです。

治療方法は

治療方法は、いくつかの段階に分けて考えると理解しやすいでしょう。標準体重を30％以上下回っていると、普通に食事を摂るように言っても、食べ物を工夫しても、なかなか状態は改善しません。生命を維持するために、中心静脈栄養や経管栄養が適応になることがあります。その時期を乗り越えて初めて精神療法などの心理的アプローチが効果を示すようになります。

身体的に危険のある場合や、身体的合併症のある場合には、ときには本人の望まぬ治療を行う必要があります。家族はみんなで話しあい、主治医とも十分話をして、一貫した姿勢で本人と対応することが必要です。家族のなかでの意見の不一致が、治療を困難にしてしまいます。

次の段階は精神療法の段階です。この段階では支持的な精神療法とともに、行動療法的なアプローチを行います。これは体重や検査データなどを指標として、患者さんの行動制限を徐々に緩めていく方法です。

最後の段階は、社会に復帰していく治療です。家庭内で、または職場で自分の場所を見出したとき初めて治ったと言えます。

補助的にＳＳＲＩや抗精神病薬などを用いて、患者さんの不安感や攻撃性を和らげることもあります。入院治療の場合には、患者さんの治療の受け入れ状態によっては、鍵のかかる病棟や保護室などを使わざるを得ないこともあります。

点滴などを引き抜いてしまい、生命的危機がある場合には、身体を拘束して点滴をすることもあります。この際も、家族が一致して患者さんに対応することが大切です。

まとめ

摂食障害にもさまざまな原因があります。原因によって治療法にも工夫が必要になりますので、必要な情報をすべて医療者に伝えてください。体重が大きく減少している場合には、まず身体的な回復が優先されます。そのうえで、精神療法的なアプローチがなされ、最後には社会へ戻って行くことが課題となります。

治療には、家族が一致して協力することが必要です。家族内の問題をみんなで話しあっていく雰囲気ができるとよいでしょう。

体重が減って命にかかわるとき

24歳の女性、Ｊさんの例

救急車で搬送されてきた24歳の女性Ｊさん。身長１７０㎝、血圧が低く、呼びかけに応えない。こんな患者さんが年に数回は救急の現場に運び込まれます。病院についた様子を見ると、顔色は真っ白で、頰がこけて頰骨が妙に張って見えます。ストレッチャーからベッドに移そうとすると、その軽さに驚きます。

このとき体重は30kg台前半まで減少していたようでした。大至急点滴を開始し、それと同時に、身体的な病気がないか検討していきました。明らかな羸痩《るいそう》（極度の痩せ）、意識の低下以外には大きな所見はなく、精神科担当の救急医が呼ばれます。

意識がないため、家族からそれまでの経過を聞くと、３年前から親子でダイエットをしていた。もともとは40kg台後半の体重で、特に太っていたわけでもなかったこと。子どものころから親の言うことを聞く「よい子」で、高校の成績も優秀であったこと。1年前から、食べたあとに吐くことを覚え、トイレを詰まらせてしまうことが多く見られたこと。半年前から明らかに痩せが進み、家族が心配して病院受診を勧めても、食事を摂るように勧めても、そのときは「ハイ」と返事をしても受診しなかったこと。食べるものは、海草と野菜が主体で、炭水化物、たんぱく質はほとんど摂らなくなっていたこと、などが語られました。

中心静脈栄養が開始され、翌日には意識も

しっかりしてきました。担当医が精神科への入院を勧めると、Jさんは「私は大丈夫です」「入院なんかしたくありません」「私は痩せていません、まだ太っています」と言います。両親と話をし、命にかかわる状態になってきていること、本格的な精神科治療が必要であることを説明し、医療保護入院という形で入院してもらうことにしました。

最初に行われるべき治療

この方のように、血圧の低下、低体温などが生じてきた場合にはもちろんのこと、通常、標準的な体重から30％以上体重が減少した場合には、入院治療が必要になることが多くなります。このとき、激しい飢餓状態が本人を襲っていますので、精神的にはむしろ活発で、目を離すと廊下で体操をしていたり、走っていたりします。

痩せていて、とても目立つのですが、露出度の高い衣類を着て、まるで自分が痩せていることを、みんなに誇っているようにも見えます。無論、食事は口にしようとはしません。点滴も気がつくと滴下を遅く調節する、トイレに行って、その後点滴の量が減っていてどうしたのかと思うと、どうやらトイレで捨てていたらしい、ということもあります。点滴を抜いてしまったこともあります。

そんなことを繰り返しながら、それでも何とか体重が危険な領域から脱するように治療を進めていきます。栄養の補給と同時にこの時期行われることが、身体的な病気の検索と精神科的な診察です。

考えられる要因

激しい羸痩が生じる病気としては、がんなどの悪性新生物が代表的ですが、そのほかにも感染症、ホルモンの病気、血液の病気など、いろいろな身体的な病気があります。また、精神科的な問題を考えるとき、摂食障害は、〝あらまし〟で示したように、食事に関する障害を示すもので、その背景となった要素はさまざまです。

最も多いのが、思春期の情緒的に不安定な時期に、ダイエットなどから発展したり、対人関係のストレスから食事が摂れなくなって、それがエスカレートしていくことで、摂食障害の症状を示す場合です。

次に、神経症やボーダーラインのようなパーソナリティ障害を背景として、その症状として摂食障害を示してくることもあります。

統合失調症やうつ病でも、同様に症状として摂食障害が前景にあらわれることも意外に多く、過去何年間か摂食障害と診断され、他院で治療を受けていた患者さんが、紹介されて診察してみたら統合失調症であったということも稀ではありません。このため、身体面と精神面の両面からの検討が重要になるのです。

家族に課される課題

この時期、家族に課される課題は、いかにして患者さんに治療を受けさせるかということです。摂食障害の場合には、その診断基準にも書かれているように、自らは痩せていることを認めない、まだまだ太っているなどと、自らの状態に対する認識の障害があります。痩せていることだけが自分の長所と信じていることもあり、治療に抵抗します。

「入院しなくても自分のことは自分で治す」「今度は食べるから」などと言って、入院を勧める周りの人を責め、通院による治療を希望します。身体的に余力がある場合には、まずは外来で経過を見ることもできますが、本症例で取りあげた患者さんのように体力的にも限界にきている場合には、それは困難となります。

主治医と患者さん、家族で話しあって、今の状態から抜け出すために治療が必要であることを確認し、もし患者さん自身が入院になかなか同意しなくても、何とか説得し、入院治療を行う必要があります。摂食障害は、調査によっては10～30％の方が不幸な転機を取ることがある、重症で致死的な病気であることを認識しましょう。

入院しても、患者さんが「早く退院したい」

治療の必要なことを皆で共有して、患者さんを支えましょう

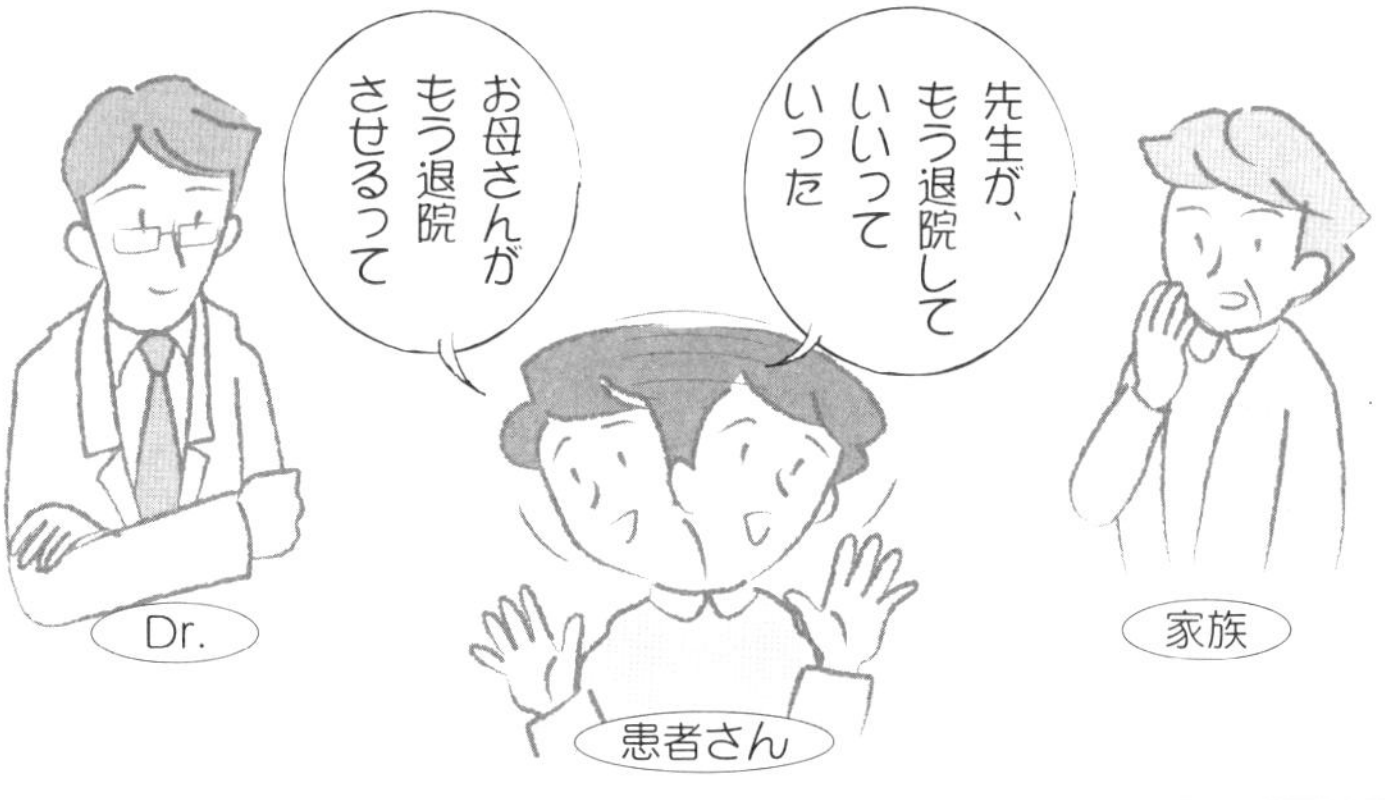
お母さんがもう退院させるって
先生が、もう退院していいっていった
Dr.
患者さん
家族

治療に関係する医療スタッフと、家族とが、同じ目標を共有していることが大切です。場合によっては、患者さんの操作的発言によって混乱してしまうことがあります。

「もう大丈夫」と言って、退院を希望し続けることがあります。場合によっては「お母さんが退院したほうがいいって言った」とか、母親には「主治医がそろそろ退院だって言った」などと言い、治療者、家族の連携に支障が生じることもあります。

一方で、点滴を抜く、体重測定時に体重を偽るなどの治療抵抗が報告されることもあります。この時期には、主治医と協力して情報を共有し、本人に対しては一貫して治療の必要性を確認し、家族が患者さんを見守っていることを伝えましょう。

本人が帰りたいがゆえについた嘘は、あまり取りあげず、ただ、その行為により家族が右往左往しないように、家族と治療者はお互いに信頼しあい、緊密に連絡を取ることが重要です。

まとめ

体重があまりに減っているときには、家族が一致して患者さんを治療に促していくことが重要です。ある程度まで体力を回復させるために、あらゆる方法を検討します。治療方針や、そのときどきに必要なサポートについて、治療者と十分に話しあってください。

感情があまりに不安定なときには、ボーダーラインの患者さんに対するのと同様の考え方をしなくてはならないこともあります。これについては第4章もお読みください。

初期の身体的危機を乗り切ったあと

行動療法の行い方

初期の身体的危機を乗り切ると、次は心理的な治療を行っていく時期となります。この時期行われる定型的な治療は、行動療法と言われるものです。

行動療法の実際は、各施設の治療者によって異なっていますが、基本的には、体重や摂取カロリーから治療の時期をいくつかの段階に分けます。

たとえば、第一期には目標体重を標準体重の70％として、１日の食事量を１５００ｋcalと設定します。この段階では電話や手紙、面会も制限され、外出や外泊は禁止されます。

第一期の目標が達成され、第二期になると、目標体重が標準体重の80％、摂取カロリーも１９００ｋcalまで上がっていきますが、この段階では電話をかけたり、手紙を出すことができ、外出も少しずつ許可されていきます。

さらに第三期になると、目標が90％まで上がって、この段階では外出外泊も許可されるようになります。

患者さんは生活上の問題や悩みから逃れる手段として、痩せるという方法を用いてしまい、そのことが当初、周囲から賞賛を得るなど成果を上げてしまったため、摂食障害の行動が身についてしまった、学習してしまったと考えられます。

このため行動療法では、逆に食事に対する正しい態度を身につけ、少しずつ自分の自由が獲得されていくことで、摂食障害の治療を目指すのです。

家族の対応

治療の進展とともに、患者さんと家族が触れあう時間も増えてきます。それに備え、家族は病気の理解とともに、次のような点に気をつけた対応が必要になります。

何よりも大切なのは、今回の治療の考え方を理解することです。体重というもの、痩せているということは意味のないことで、それよりも規則的な食事ができて、社会生活が送れるほうがよいということを繰り返し身につけさせている過程である、という理解です。

そのように考えれば、外出してきた患者さんに「ふっくらした」「太ったじゃない」といった言葉をかけてはいけないことはおわかりでしょう。それに限らず、食事を食べた、食べない、などの食事に関する声かけ、指導、強要は、食事に関して患者さんが学んできたこととは反対に、周囲の人が食事や体型に対して強い関心を抱いていることを再確認させることになります。

患者さんは、外出して軽く言われた「太ったね」という言葉で、大変傷ついたと言います。食事や体重について家庭で話題にすることは、基本的にはタブーと思ってください。

患者さんの心を理解して

〝あらまし〟で示したような「よい子」「優等生」であった患者さんを、前の優等生に戻そうとしないことも大切です。

思春期まで両親や周囲の希望、要求に過度に適応していた患者さんが、その生き方ができなくなったために摂食障害になるということを説明しました。このため、元の優等生でいることを求めても、それは患者さんに成長するな、子どものままでいろ、自立してはいけないと要求していることになります。摂食障害という方法でしか、自分を主張できなかった患者さんの心を理解しましょう。

また、家族のなかでの葛藤を緩和するために患者さんが摂食障害となっていることもあり、この場合には、患者さんの入院をきっかけに再び家族内の人間関係の問題が噴出することもあります。

患者さんが入院したのちに、家族内の関係がうまくいかなくなったときには、家族内の問題を緩和するために、最も弱い患者さんが犠牲になっていた可能性もあります。

家族内のいさかいや、意見の相違があった場合は、それを話しあい、調整しておきましょう。決して「○○さんは、今の治療に反対だって言っていたよ。△△のせいであなたはこんなになったんだね」などと、患者さんに家族のなかで意見の相違があることを伝えてはいけません。家族が一致して、患者さんを治すために協力することが何よりも大切です。

治療に関しては、医師のみが診るのではなく、患者さんのみが病んでいるわけではなく、家族全体の問題として治療していくという心構えが必要です。再び食事が摂れず、生命的に危険が生じたときには断固として入院させる、治療を受けさせるという覚悟も必要です。

自立に向けて必要なこと

これから必要なことは、社会で生活できる自立した心を養ってあげることです。両親と患者さんの心の距離を取って対応することが必要です。食事を食べるのも、食べないのも、吐いてしまうのも、これから社会で生活していくのも、基本的には患者さんの問題です。両親が代わってあげることなどできません。

家族にできることは、患者さんが自分でできることは任せて、自分でやってもらうことです。何か問題がおこっても、患者さん本人の問題である限り、できるだけ自分で解決してもらうことが必要です。患者さんが助けを求めてきたとき初めて、その問題をともに解決するように協力してあげましょう。

その際も、問題をすべて引き受けて解決せず、あくまで問題の解決の主体は患者さんであることを確認しながら、一緒に問題を解決していくようにします。病院での人間関係、主治医や看護師との関係、家庭での問題、学校での問題など、さまざまな問題があります。

もし、患者さんに任せず、たとえば両親が解決してしまった場合には、患者さんは自分が解決する能力がないと思われている、一人では生きていけないと宣告されたことと同じなのです。両親も患者さんも同じ人間で、患者さんに難しいことは家族にも難しく、しかし力を合わせれば、何とか解決できるという経験も大切です。

体重が戻って、家の外へ出られるようになり、社会生活に興味を持っていくようになると、自然に食事へのこだわりが軽くなっていきます。体重20kg台で担ぎ込まれ、命も危うく見えた患者さんが、回復して結婚、出産し、子どもを抱いて「先生！」と声をかけてくれたことがあります。その元気で幸せそうな姿に、人の回復力のすばらしさを、大きな喜びを持って感じました。

家族のみなさんも、希望を持って患者さんが自立して行くことを助けていきましょう。

まとめ

ある程度、身体的な危険が去ったとき、または、最初から余力がある場合には、行動療法が適応になることがあります。

その技法、考え方について概説しましたが、治療法は施設によって、また、条件設定は患者さんの状態によって異なってきます。このため、治療者とよく相談して治療法を設定しましょう。

ここでも大切なのは、家族が一致して治療に向かうことでしょう。

終章

普通の人間関係を確認すること

心の病に家族として「普通」に接するには

環境の変化のなかで

これまで統合失調症、気分障害（うつ病など）、不安障害、パーソナリティ障害、摂食障害とさまざまな病気を見てきました。それぞれに異なった病気、症状で、家族の方の不安、戸惑いは大きなものであると思います。

病気で障害されている脳の部位、それと関係した症状はそれぞれ異なっていたり、解明されていなかったりします。ドーパミン、セロトニン、ノルアドレナリンといった脳内の神経伝達物質が盛んに研究されていった30年前から、遺伝子レベルの解明が試みられている現代へと科学は進歩し、使用される薬物も変化しました。

ハロペリドールを中心とするブチロフェノン系、クロルプロマジンを中心とするフェノチアジン系に大きく分けられていた抗精神病薬が、現在では「定型的な抗精神病薬」、「第一世代抗精神病薬」と呼ばれるようになりました。

そのあとに開発されたリスペリドン、ジプレキサなどの「第二世代抗精神病薬」は副作用が減り、患者さんの苦痛は大きく減ったと言われます。

抗うつ薬も、イミプラミンなどの「三環系」と呼ばれる初期の薬物から、現在では「SSRI」、「SNRI」といった、やはり副作用が少ない薬物へ発展していきました。難治の患者さんに用いられる電気痙攣《けいれん》療法も、安全性の高い修正型電気痙攣療法へと変わっています。

精神療法でも、かつての精神分析や、時間をかけた傾聴を主とするカウンセリングなどの治療方法から、この本でも取りあげた認知行動療法や、さまざまな行動療法、弁証法的行動療法などに治療法が整備されてきています。

何よりも治療する場である精神科病院が、以前のような閉鎖病棟、開放病棟、男子病棟、女子病棟などといった区分ではなく、機能的病棟体制に切り替えられ、急性期治療病棟、合併症病棟、認知症病棟、ストレス病棟など、さまざまな疾患ごとの治療が展開しやすい形に整備されてきています。

このように変化する治療環境と同時に、患者さんと家族の関係、治療者との関係も変わってきていると言えるでしょう。患者さんと医療関係者の関係は、これまでの医療関係者が上に立ったような上下の関係から、ともに治療するという横に連携する立場に変化しています。家族と患者さんとの関係も、昭和初期までの家長制度的な、封建的なイメージから、同じ人間として一緒に生きていくものへ変わっています。

この本で取りあげた、さまざまな患者さんへの対応の仕方は、実はこのように変革している社会における「普通の」親子関係、人間関係の確認です。

適切な人間関係を築くことの大切さ

「距離を取ること」という言葉が、これまでの疾患においてさまざまに述べられてきました。そして、どの病気においても、適切な人間関係の距離を取ることが大切であると書かれていたはずです。

普通の人間生活でも、親子の極端な接近があると「マザコン」「ファザコン」などという言葉で語られました。「共生」という言葉もあります。これらの言葉は決してよい意味ではありません。すなわち、通常の感覚として、大人になったら、人間として独立し、自立して行動しなくてはならない。ただし、孤立は好ましいことではなく、適切な距離を持ってつきあうことが必要であるということです。

「親しき仲にも礼儀あり」などの言葉も、礼儀というもので距離を保つことを求めていると解釈することもできるでしょう。

物理的な距離の問題

電車などの席に座っていても、ほかに席が空いているのに、自分の横に誰かが座ると、何だか落ち着かないような気がすることと思います。座り方を見ていると、みなさんお互いにほどほどの距離を保って座ります。仲のよさそうな友人同士や恋人、夫婦などは隣り合わせて座っています。

心の距離は、物理的な距離とも関係しています。現実的な距離がその心の距離を示すことは簡単に理解されることでしょう。向かいあう場合には、お互いに圧迫感を感じます。90度の角度で座っていると、それほどではありません。並んで同じ物を見ていると、何だか親近感がわきます。

視線も関係します。向かい合って座っていて一度も視線が絡まないと、何だか遠く感じられ、ずっと見つめあっていたとしたら、それはかなり近い関係を示します。これらのことから、上手にポジションを取ることで相手との距離が調節できます。

時間的な問題も関係します。相手の方と短時間なら会話もほどほどにでき、親しく礼儀正しい関係が持てるが、長くなると徐々にいづらい感じがしてきませんか。ときには、その時間が苦痛に感じてきたりします。

接しているこちら側が、何らかの不快な感情を持っているとしたら、相手方も不快な感情を持っていると考えたほうがよいと思います。このようなときは、「また、お会いしましょう」という言葉がとてもよいと思われます。相手への好意的なメッセージで、しかも時間的に距離を取れる別れ方です。

心理的な距離の問題

人間関係の難しさは、まさにこの距離の取り方にあります。最近でも「ツンデレ」「ヤンデレ」という言葉が若者のなかに広がっていますが、素直になれず攻撃的になってしまったり（ツンデレ）、自傷などの問題行動に移してしまったりする（ヤンデレ）ことが、コミックやアニメーションの仮想現実のなかで、登場人物の人格として誇張されて描かれています。

仮想的な世界のなかでも、このような人間関係の取り方、距離を上手に保つ方法の困難さが表現されています。現実には心理的な距離を取るということはさらに難しいものです。

通常、距離を取るように言われると、無視してみたり、「わがまま」を通さないように、相手の希望をできるだけ受け入れなくしたり、ときには叱ってみたりします。このようなことで上手な距離が取れると思えるでしょうか。無視はその両者の距離を大きく広げ、叱ると意外と近づいてしまいます。

心理的な距離に関しては、何でその距離を測ればよいかという問題があります。人間関係は相互の関係ですから、実は接しているあなたの感情を見直してみることで距離を測ることができます。

相手に関して感じる感情は、一緒にいて落ち着けるといった感じから、誉めてあげたくなるような好意的なもの、一緒にいるとうるさい、腹が立つ、一緒にいると、こちらが傷つくような感じ、その人のことを考えると絶望してしまうようなやるせない感じなど、さまざまなものがあります。

一緒にいて落ち着けるのが最も距離が安定していると考えられます。誉めてあげたくなったり、うるさく感じる、腹が立つのは、心理的な距離が近くなっているか、近くなろうとして無理をして接近してきている状態と考えられます。絶望してしまう感じは、むしろ距離が離れて相手が孤立を志向しているということでしょう。

距離がわかったら、距離が近過ぎるときには距離をおくことが必要です。心理的な距離が近過ぎる場合は通常、そのときそのときの問題の解決に関して、相手との境が不明瞭になっていることが多いようです。たとえば、ここまで何回か触れた、学校に毎朝時間どおりに行くという課題です。

学校へ行くことは本人の問題ですが、それを親が肩代わりしていることが多く認められます。遅れると「お母さんが起こしてくれなかったから」などという言葉が聞かれるのは、いまだに親に依存し、自分の責任を親に預けていることになります。どうしても起こしてもらいたければ、何時に起こしてもらうか約束して、それでも起きられない場合は自分の責任と考えるべきです。

学校で叱られることも、本人が責任を取るべきことで、決して親が代わりに謝るべきではありません。それぞれの課題に対して、それは誰が責任を持つべき課題か考え、自分の責任は自分で果たす訓練をすることでしょう。

従って、何か問題が生じたとき、結論を出すことも肩代わりしてはいけません。「明日、何時に起きてディズニーランドに行こうか」「AさんとBさんから遊びに行こうって言われているけれど、どうしよう」。これらの日常的に発生する問題も、親や家族が「○○しなさい」「△△したら」などと、代わりに答えを出しては、やはり距離が取れていません。

本人の代わりに答えを出しているわけで、相手を一人の独立した人間として見ていないことになります。アドバイスするとしたら、せめて「私だったらこうする」「こういう経験をしたことがある」などと、自分の意見は○○だと伝え、あくまで結論は自分で決めてもらうことです。このような対応は自分ででききるという経験をつむことにつながり、本人の成長にもつながります。

家族に期待したいこと

病気ごとの各論で示したように、精神の病気にはそれぞれ特有の経過や症状があります。家族に期待したいことは、これを大まかにでも理解していただくことです。今、患者さんがどのような経過でいるのか、現在の状態に対してどのような治療がなされているのか。これらを理解して初めて落ち着いた対応ができることでしょう。

それぞれの病気で、病気の状態にもよりますが、患者さんは動揺し、家族との距離を極端に近づけようとしたり、離れようとしたりします。これに振り回されることなく、適切な距離を取りながら、家族は自分たちの生活も豊かに過ごしていくことが大切です。

患者さんのために自分たちの人生が台無しだ、などという感情を持ったり、口にしたりすることは、治療の妨げになるだけでなく、人間関係を破壊します。適切な距離は患者さんに自立を促し、精神的な安定をもたらします。家族も、患者さんと「普通に」つきあい、豊かに人生を楽しむ権利があるのです。

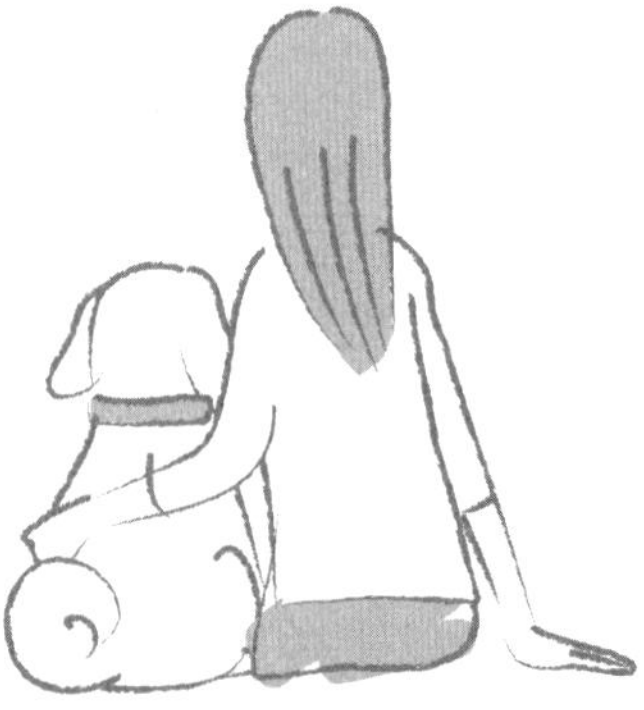

まとめにかえて

この本では、家族がどのように患者さんと接していくかを考えてきました。前提として、患者さんと病気、そしてその治療の流れを理解しておくことが重要だと考えました。このため、病気の治療の流れを比較的詳しく示しました。

精神の病気を持った患者さんは、大きな不安を抱えていることが多く、動揺し、周囲の人の支えが必要です。家族は、患者さんを支えていかなくてはなりません。しかし、あまり過度に支えると、必要以上に家族に頼ってしまい、自分で物事を考え実行していくことが困難になります。治療の経過をみながら適度に支える必要があります。また、家族は、患者さんのために多くの時間と労力を使い、疲れきってしまうことがあります。

精神的に問題を抱えた患者さんは、その症状や不安感のために、周囲の人たち、特に家族を振り回したり、拒否したり、泣いて頼んでみたり、ときには自傷行為に及んだりと動揺します。これは心の距離を引き寄せたり、離したりすることでもあります。

ここで、ただただ「かわいそう」と抱きしめたり、一緒に動揺するだけでは、社会へ戻って生活していく患者さんの妨げになります。支えるべき家族は、それなりの心の余裕と健康を保っていることが大切となります。そのためには、家族が患者さんとの距離を適切に保っていることが重要です。

この本で示した距離を取るということは、決して特殊なことではありません。ましてや、患者さんを遠く離しておこうというのでもありません。いわゆる普通の家庭や職場で、普通に保たれている人間関係が持っている距離です。それが適切な距離であるならば、穏やかに、幸せに暮らしていけるわけです。

なお、本文中に登場する患者さんたちは実在していません。筆者が臨床でお会いした方々のうち、より多く認められた症状・状態を基に創作した架空の人物であることをお断りしておきます。

最後に、この本がみなさまのお役に立てれば、著者として幸いです。

■著者略歴

久保田正春（くぼた・まさはる）

1987年山梨医科大学医学部卒。精神科医、医学博士。ドイツ、マックスプランク精神医学研究所留学（文部省在外研究員）、山梨医科大学講師を経て、現在、日下部記念病院院長。2004年より山梨大学医学部臨床准教授。著書に『精神神経内分泌免疫学』（編著、診療新社）、『精神科治療技法の上手な使い方』（共著、金剛出版）、『抗うつ薬を飲む前に』（共著、法研）などがある。

あなたの家族が心の病になったとき

平成21年10月20日　第1刷発行

著　　者　久保田正春
発 行 者　東島俊一
発 行 所　株式会社 法 研
東京都中央区銀座1-10-1（〒104-8104）
販売03(3562)7671／編集03(3562)7674
http://www.sociohealth.co.jp
印刷・製本　研友社印刷株式会社

SOCIO HEALTH
小社は（株）法研を核に「SOCIO HEALTH GROUP」を構成し、相互のネットワークにより、“社会保障及び健康に関する情報の社会的価値創造”を事業領域としています。その一環としての小社の出版事業にご注目ください。

ISBN978-4-87954-749-1 C0077 定価はカバーに表示してあります。